中日医疗保障制度的比较研究

刘绮莉　著

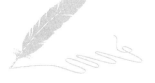

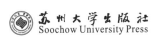
苏州大学出版社
Soochow University Press

U0396065

图书在版编目(CIP)数据

中日医疗保障制度的比较研究 / 刘绮莉著 . —苏州：
苏州大学出版社，2020.11
ISBN 978-7-5672-3347-8

Ⅰ.①中… Ⅱ.①刘… Ⅲ.①医疗保健制度—对比研
究—中国、日本 Ⅳ.①R199.2②R199.313

中国版本图书馆 CIP 数据核字(2020)第 208182 号

书　　　名	**中日医疗保障制度的比较研究**
著　　　者	刘绮莉
责 任 编 辑	李寿春
助 理 编 辑	曹晓晴
出 版 发 行	苏州大学出版社
	（苏州市十梓街 1 号　215006）
印　　　刷	苏州市越洋印刷有限公司
开　　　本	700 mm×1 000 mm　1/16
印　　　张	13.25
字　　　数	204 千
版　　　次	2020 年 11 月第 1 版
	2020 年 11 月第 1 次印刷
书　　　号	ISBN 978-7-5672-3347-8
定　　　价	42.00 元

图书若有印装错误，本社负责调换
苏州大学出版社营销部　电话:0512-67481020
苏州大学出版社网址　http://www.sudapress.com
苏州大学出版社邮箱　sdcbs@suda.edu.cn

前　言

十九大报告明确指出，在开启全面建设社会主义现代化国家新征程中，要"多谋民生之利、多解民生之忧"。新发展理念下强调改革与创新，重视保障民生，而事关广大人民群众的健康保障是其关键性话题之一。

医疗保障制度历来是国际社会和各国高度关注的政治话题及社会热点。它与人民群众的生活质量息息相关，其改革也直接关系到经济社会的稳定与发展。一方面医疗保障制度是影响国民健康卫生事业的制度基础，其成效直接影响社会的持续发展、优质人力资源的积累；另一方面各国医疗保障制度的发展历程显示，制度的健全与完善也并非孤立形成，它与各国的社会发展、经济改革及国民个人生活习惯的阶段性发展紧密联系。

改革开放以来，我国在历年的医疗保险制度改革中取得了优异的成绩，主要体现为医疗保障、医疗服务的社会化程度不断提高，制度建设上形成了"三险一助"的基本格局。然而，随着人民生活水平的不断提高，解决人民群众医疗保障高质量问题的迫切性仍然存在。

本书将研究重点放在医疗保障制度，尤其是医疗保险制度的改革及对比研究上，力图厘清时间序列中医疗保障相关制度的形成、发展与变革问题。面对当前有待进一步解决的医疗费用、医疗预防等问题，制度的系统化整合与相关改革措施的配套至关重要。本书通过梳理当前医疗保障领域累积的改革思路发现，只有及时协调医疗保险制度设计及实施机制中所涉及的医、保、患、药等多方利益关系，才能达到医疗保障制度系统内的整体均衡。

本书主要包含以下内容，第一部分：医疗保障制度的相关理论基础

（第一章）。第二部分：日本医疗保障相关制度的形成与论争。包括：日本医疗保险制度的历史发展及体系结构（第二章）；日本医疗保障制度的改革论争（第三章）；日本全民医保体系的变革加剧（第四章）；影响日本医疗保障制度变革的主要因素分析（第五章）。第三部分：中国医疗保障制度的形成与改革历程。包括：中国医疗保险制度的历史轨迹及特点（第六章）；中国医疗保障制度改革中的实践与探索（第七章）。第四部分：比较与借鉴。包括：日本医疗保险制度改革对我国的启示（第八章）；日本医药价格体系的特点及对我国的启示（第九章）；江阴市农村医疗救助制度的创新与实践（第十章）。

在中日医疗保障相关制度的变迁历程中，可以看到两国的医疗保障制度所面临的问题与国家自身的经济社会结构紧密联系。在医疗保障涉及的制度推进与改革中，各要素间的利益博弈成为制度演化的动力，而发展路径中不同"刻点"的平衡是政府在各利益关系（包括制度本身的结构）中的平衡和协调。在医疗保障制度横向与纵向的结构层次剖析中，可以看到不同国家的生活方式、环境的变化对国民健康的影响极其深远，继而提出应重视两国在健康保障问题上面临的共识性问题：人口老龄化、疾病谱的变化、医疗和医药技术的进步等。医疗保障制度改革的历史与现况证明，在制度的发展与完善过程中，伴随着其他要素的此消彼长，相对弱势的始终是被保障对象（参保人个体），在未来医疗保障制度的完善过程中，需要建立参保人群体的代言组织，保证其参与讨论过程，切实争取相应的权益。

健康中国需要从理念、制度方面加以护航，亦有你我的积极参与。本书在撰写过程中得到了苏州大学社会学院各位领导及广大师生的支持。本书大部分章节由刘绮莉完成；第七章由丁航和卢娜两位研究生共同撰写；第十章由庞飞博士撰写；最后由刘绮莉总纂全书。两位研究生的导师梁君林教授和陈红霞教授也为此书的完成提出了指导性建议，在此一并表示衷心感谢。

著　者

2020 年 9 月 10 日

目 录

第一章 医疗保障制度的相关理论基础

本章全面总结与医疗保障制度紧密联系的健康经济学、福利经济学、公共政策理论、信息经济学、演化博弈论、公共管理理论的主要观点，对医疗保险制度的设计、建立及实施部分的理论进行概括及简要评述，为制度变迁的环境因素分析及改革评价提供相应的理论基础。

第一节 健康经济学与福利经济学

一、健康经济学

建立医疗保障制度的目的在于保障国民的身体健康，因此，健康经济学的有关研究是其主要理论之一。20 世纪 60 年代初，健康经济学在美国逐渐发展成为经济学的重要应用分支之一。在美国经济学家苗希金（Mushkin）的研究中，首次提出健康作为人力资本的概念。而 1972 年诺贝尔经济学奖获得者阿罗（Arrow）则通过福利经济学的相关定理界定了医疗服务市场对完全竞争市场的偏离。他运用期望效用函数描述了理想的保险原则，论述了道德风险、第三方支付和逆向选择行为对医疗保险市场的影响，建立了风险规避条件下最优保险政策的理想模型。由此可见，健康经济学从其早期建立起就带有明显的政策导向。此后，研究者们在卫生保健需求理论、家庭内部博弈机制、成本效益分析方法等方面的拓展都极大地提高了健康经济学对主流经济学的理论贡献。但是，目前的健康经济学研究也存在一定的问题。新古典主义的分析方法占绝对优势，而对制度的分析显得比较欠缺。更为严重的是，因过分陷入"方法导向"而偏离了"问题导向"的研究方向。

二、福利经济学

在英国经济学家庇古（Pigou）的研究中，将福利经济学的研究对象认定为增进世界或一个国家的经济福利。他根据边际效用基数论提出了两个基本的福利命题：国民收入总量愈大，社会经济福利就愈大；国民收入分配愈是均等化，社会经济福利就愈大。因此，庇古在研究中主张，收入再分配过程中穷人得到效用的增加要大于富人效用的损失，社会总效用才会增加。庇古的研究对社会保障理论的政策贡献为：增加必要的货币补贴，改善劳动者的劳动条件，使劳动者在医疗、失业和养老等方面能得到适当的物质帮助与社会服务；向收入高的富人征收累进所得税，向低收入劳动者和丧失劳动能力者加大失业补助和社会救济，以实现收入均等化，增加福利的普遍效果；实行普遍的社会保障制度，或实行按最低收入进行普通补贴的制度，通过有效的收入转移支付实现社会公平。作为西方社会保障制度的理论基石，福利经济学在经济稳定时期发挥着深远的影响。在 1929—1933 年的经济危机后，新福利经济学在批判庇古福利经济学的观点中逐步发展起来。主张研究重点在效率而非公平的新福利经济学家们认为，最大的福利内容是经济效率。虽然新旧福利经济学派研究的理论差异较大，但在出发点与关注点上具有相通之处，即公平性（待遇的公平性和筹资的公平性）、普遍性和福利性。

第二节　公共政策理论

一、凯恩斯主义

经济危机的周期性爆发，表明市场运行机制自身是存在缺陷的，没有古典经济自由主义所阐述的那样完美。面对市场机制的失灵，主张国家干预政策的凯恩斯主义应运而生。所谓"市场失灵"，是指商品市场机制在某些场合不能导致资源的有效配置，不能实现收入的公平分配和经济的高效率。医疗保障属于典型的准公共产品，如果完全市场化，则可能会出现市场失灵现象。新凯恩斯学派主张政府应当对包括医疗保障在内的市场失灵现象进行干预并发挥作用，提供包括医疗服务在内的准公共产品。对于医疗保障而言，政府的干预也不是万能的，并不意味着对市场的排斥。一方面，政府的干预可以避免出现市场失灵现象，确保公平，保证"人人享有基本医疗保障"的公平性；另一方面，市场的合理竞争可以优化资源配置，实现效率最大化。如果能将政府与市场的作用有机结合，发挥市场机制调节作用的同时，进行合理、适度的政府干预，避免"政府失灵"和"市场失灵"双失灵现象的发生，是最理想的结果。

二、公共产品理论

在医疗保障制度实施过程中，公共产品理论为医疗保障产品供需平衡的形成提供了重要的理论指导。相较于私人产品，公共产品有三个典型的基本特征：非排他性、非竞争性、不可分割性。医疗服务属于准公共产品范畴，带有私人产品的性质，具有竞争性，当消费者的数量从零增加到一个相当大的正数时，每增加一个消费者就会减少全体消费者的总效用（边际递减效应）。如果政府免费或象征性收费，人们可能过度消费造成消费的拥挤加剧。（当然，事实上人们总希望国家能够免费提供医疗服务并尽情享用，这是一种"免费搭车"的心理。）同样，医疗服务也具有非排他性与非竞争性。医疗服务是社会存在和发展的需要，在社会福利增进中有着不可或缺的作用，因此需要政府提供以满足全社会的需要。政府出于对宪法和其他法律法规的遵从，提供满足公民基本权利与利益的公共产品，但同时可以通过多种组织形式，利用市场资源配置和私营部门经营与技术的优势，有效地生产和提供诸如医疗服务等各种不同性质的准公共产品，这样既满足公平价值，又满足效率价值，并降低公共财政的支出规模，提高公众满意度。公共产品、准公共产品和私人产品的区别如表 1-1 所示。

表 1-1　公共产品、准公共产品和私人产品的区别

特点	公共产品	准公共产品	私人产品
消费时是否能分割	否	部分可以	是
购买时是否能独享	否	基本不可以	是
购买方式	间接支付（税收）	部分间接、部分直接	直接支付
分配原则	政治投票	政治投票与市场购买	市场购买
个人有无选择自由	无	几乎没有	有
不购买可否享用	可以	部分可以	不可以
是否可以鉴定好坏	不容易	不太容易	容易
使用时的浪费情况	不容易浪费	浪费较多	浪费较少
举例	国防、警察	义务教育	理发、衣服、收音机

资料来源：余永定，张宇燕，郑秉文．西方经济学〔M〕．北京：经济科学出版社，1997：227.

第三节　信息经济学

信息经济学是非对称博弈论在经济学上的应用。虽然信息经济学还不能对完善医疗保险制度起到立竿见影的指导作用，但该理论对医疗保险运行中的漏洞与弊端的分析是深刻的。借助信息经济学理论对医疗保险制度的设计、政策的制定与运行管理进行分析和评价是比较常见的。

一、逆向选择理论——基于保险市场的分析

逆向选择理论又称逆选择，是指在市场竞争中违背了优胜劣汰的选择原则，将优质产品淘汰出市场，将劣质产品保留在市场中的一种现象。产生这种现象的原因主要是信息不对称。而所谓的信息不对称，是指有些参与人拥有但另一些参与人不拥有相关信息的现象。可以说，逆向选择是那些拥有私人信息且在市场竞争中有意隐瞒信息的人造成的。

在保险市场上，保险人事先并不知道被保险人的风险程度，因而保险水平不能达到对称信息状态下的最优水平。因为信息不对称，保险人在确定保险费率时会采取平均费率。这样，风险发生概率大的被保险人购买的保险合同越多，越不利于风险发生概率小的被保险人，也不利于保险人。例如，一般知道自己健康状况不好，已经患病或患病可能性大的人往往积极购买保险，而身体状况良好的人购买保险的意愿可能不强。在这种情况下，保险公司提高保险价格（或降低保险支付金额）则有可能将风险程度低的投保者"逐出"保险市场，而剩下的是随时可能发生保险事故、相对事故风险较大的被保险人，这就是所谓的逆向选择。逆向选择效应往往会造成参与商品交易一方的某些人（如提供优质产品的厂商、风险概率小的被保险者）的不利，同时也会造成参与交易另一方的某些人（如商品的购买者、保险人）的不利。因此，有效控制商品交易过程中的逆向选择风险十分重要，对其可能造成的影响或危害应该有清醒的认识、防范或控制。

二、道德风险理论——基于保险市场的分析

在保险市场上，道德风险来自保险人不能观察到被保险人在投保后对保险标的的风险防范措施，因而无从知道被保险人的风险防范措施是否偏离保险人的要求。在交易双方签订合同后，当委托人的利益实现有赖于代理人的行为时，委托人的利益实现就可能面临"道德风险"，即委托人不能肯定代理人是否愿意或有积极性去实现其利益。例如，被保险人购买医疗保险后，主观上会产生一定的侥幸心理，以致不太注意自己的生活习惯，可能会增加某些疾病发生的概率，增加医疗服务需求。不仅如此，在医疗服务的提供方面也存在这样的可能。例如，患者到医院治疗，按照规定支付了医疗费用，理应得到相应的治疗。但是，医院指派哪一位医生为其治疗、医生是否认真负责等这些选择取决于医院，而患者自身无从得知。为了避免出现道德风险，激励他人采取有利于自己的行为就是关键。另外，通过"信誉"也是人们解决该问题的一种方

式，任何人都需要与社会保持稳定、长期的关系，从而形成了职业道德的需要。在存在第三方付费的情况下，医患双方可能共谋，共同牺牲第三方保险人的利益。医疗保险的难点在于如何控制投保之后医疗服务使用过程中医疗费用的不合理支出。但由于"健康"的标准与治疗的效果同其他"产品"相比很难界定与判断，医疗行为和过程也很难标准化、程序化与规范化，因此，医疗服务使用的监管既受技术制约也受成本制约。

第四节　演化博弈论

从英国的《济贫法》到德国的《疾病社会保险法》的颁布，从《贝弗里奇报告》里提到的福利国家到"智利模式"下的社会保障私有化改革，从发达国家到发展中国家，各国社会保障制度始终处于变迁之中。造成社会保障制度变迁的原因是复杂多样的，而且各国社会保障制度变迁的路径也不尽相同。研究者发现在概括和总结社会保障制度产生和发展的规律问题上经常会陷入困惑。从大量的文献来看，尽管社会保障是市场经济和社会化大生产的产物，但其发展的动力却源于政治过程。现代社会的民主政治结构是决定一国社会保障制度变迁及其走向的根本动因。虽然从表面上看，社会保障所承担的社会稳定器和所得再分配功能属于经济问题，但实质上其所体现的是民主政治中各利益集团之间的博弈关系。如前文所述，"演化博弈论"是近年来在制度分析中广泛使用的一种分析工具，制度变化的主要动力来源于群体内的自然选择。在某种意义上，演化博弈论可以看作进化生物学中的"最优化理论"的一般化。进化生物学中的最优化理论在这里被用来解释个体的何种特征可以最大化他们的适应。

20 世纪 80 年代以来，以肖特（Schotter）、范伯格（Vanberg）、培顿·扬（Peyton Young）、萨格登（Sugden）、宾默尔（Binmore）及青木昌彦（Masahiko Aoki）等为代表的一些博弈论经济学家将这一分析工具应用于制度分析，并取得了突破性的进展。演化博弈论的制度分析聚焦于制度的变化和经济社会中的思想观念的变化及其影响，在制度演化分析的范式上实现了两个极其重要的转换：一是从新古典的制度均衡观向制度演化观的转换；二是从制度的"无意识演化"到"有意识演化"的转换。

一、制度及其产生机制

经济学家赋予"制度"一词至少以下三种不同但相互联系的含义[1]：

第一，制度是博弈的参与人。人们传统上所说的制度指重要的组织机构。一部分学者将制度明确等同于博弈的特定参与人。美国学者郝奇森（Hodgson）指出，制度是"通过传统、习惯或法律约束的作用来创造出持久的、规范化行为类型的社会组织"。

第二，制度是博弈规则。诺思（North）认为："制度是社会的博弈规则，或更严格地说，是人类设计的制约人们相互行动的约束条件……用经济学的术语说，制度定义和限制了个人的决策集合。"这些约束有可能是非正式的，也有可能是正式的。诺思对博弈规则和博弈参与人（组织及其政治企业家）做了明确的区分，后者是推动制度变迁的主体，即规则制定者。[2]对此，赫尔维茨（Hurwitz）给出了一个更技术性的定义。博弈规则可以由参与人能够选择的行动及参与人决策的每个行动组合所对应的物质结果来描述。规则是"可执行的"，唯有对人类行动的一组人为的和可实施的限定才构成一项制度。当他在考虑实施者的激励问题时，对制度的认识已接近第三种观点，即关于制度的博弈均衡观。

第三，制度是博弈过程中参与人的均衡策略。这一观点最早的倡导者是美国经济学家肖特。他认为，制度是"一种社会行为的规则，它被

[1] 青木昌彦．比较制度分析［M］．周黎安，译．上海：上海远东出版社，2001：5.
[2] 诺思．制度、制度变迁与经济绩效［M］．杭行，译．上海：格致出版社，上海三联书店，上海人民出版社，2014：104.

所有社会成员赞同，它规定了在特定的反复出现的情况下的行为"[1]。这里的规则是内生的，是参与人在反复实践中达成的一致意见。

在博弈均衡制度观方面有两项研究进展，基于不同的博弈均衡概念——进化博弈论和重复博弈论。进化博弈论认为，参与人的行为习惯可以自我形成，不需要第三方实施或人为设计。重复博弈论的博弈均衡制度观运用了一些较为复杂的均衡概念。肖特用著名的"博弈模型"分析制度生成机制。他的研究成果揭示了以下内容：决策权和行为权分散化的市场经济体制下的制度生成机制与计划经济体制下的制度生成机制可能不同，前者即使在有制度设计出台的情况下，制度的实施也有可能在不同程度上受到个体行动的影响而偏离设计目标；后者则无此担忧，因为"集体行动"可以轻而易举地控制"个体行动"。青木昌彦对演化博弈制度均衡观做出了以下定义：制度是关于博弈如何进行的共有信念的一个自我维系系统。制度的本质是对均衡博弈路径显著和固定特征的一种浓缩性表征，该表征被相关域绝大多数参与人感知，认为与他们策略决策是相关的。这样，制度就以一种自我实施的方式制约着参与人的策略互动，并反过来又被他们在连续变化的环境下的实际决策不断再生产出来。[2]

1. 博弈域与关联机制

在青木昌彦的研究中，将制度分析的基本单元称为"博弈域"。它是"由参与人集合和每个参与人在随后各个时期所面临的技术上可行的行动集组成，参与人可以是自然人，也可以是组织"[3]。总共涉及六种类型：

（1）共用资源域。参与人集合是由使用共用资源的个人组成的，共用资源是任何参与人都可以获得的资源。

［1］肖特. 社会制度的经济理论［M］.陆铭，陈钊，译.上海：上海财经大学出版社，2003：17.

［2］青木昌彦. 比较制度分析［M］.周黎安，译.上海：上海远东出版社，2001：28.

［3］青木昌彦. 比较制度分析［M］.周黎安，译.上海：上海远东出版社，2001：23.

（2）交易域。该域是由那些拥有可以自由交换或处置物品的个人构成的。个体初始拥有的物品千差万别，但其决策集在性质上是对称的，即交易博弈的一个重要特征是所有参与人都有不交易的选择权。

（3）组织域。域内参与人可以联合行动产生利益，并在他们之间进行分配。首先，参与人可以选择是否参与该类型博弈，如果博弈是重复进行的，参与人有权选择退出或被驱逐。其次，参与人的行动集合彼此可能存在源于操作性和管理性劳动分工的巨大差异，但有一个聚焦性参与人——经理，他的决策对该域所有其他人的决策都有间接或直接的影响。交易域与组织域的参与人都能自由参与，前者是通过自愿协议，而后者是通过对所有参与人赋予必要的激励来实现。

（4）组织场。它是指一般性的组织领域，介于交易域和组织域之间，但又区别于两者。组织的建立是通过域内成员的配对实现的，参与人可以自由退出，但他们的行动决策集合假定是对称的，也就是选择的人力资产类型，决定了某种配对结果是否被接受。

（5）政治域。该域包含一个重要的中心参与人——政府，它拥有与私人参与者不对称的决策集合。但私人参与者可以选择是支持还是抵制政府。

（6）社会交换域。在该域，那些直接影响接受方参与人非经济报酬（如尊严、赞同、反对、同情、谴责、善意的疏忽等）的非经济物品（如社会身份、社会地位）被单方面提供，或与非明确的回报义务相交换，有时甚至伴随着礼物馈赠行为。当交换以多边的形式发生在一群相互认识的、固定的参与人中时，该域可以成为一个社区。这些域连同其他类型的域一起使各种社会规范产生。

2. 制度演化

从整体上看，制度演化包括制度维持和制度变迁，这是一个动态过程。制度的维持主要受路径依赖或制度耐久性的影响，一方面制度形成后会产生递增收益和正向反馈；另一方面由于适应性变迁进一步增进了制度的自我强化机制，使制度具有很强的恢复功能，动态平衡不易被打破，制度变迁不容易出现。制度的变迁是由于外部压力或内在不适应性的加剧，动态平衡被打破，或者制度供给不能满足制度需求而发生变迁。

路径依赖最早是在技术变迁和经济制度变迁的研究中发现的，后来被用于政治制度的分解。所谓路径依赖，是指人类社会中的技术演进或制度变迁均有类似于物理学中的惯性，即一旦进入某一路径就可能对这种路径产生依赖。按照威特（Witt）的观点，路径依赖是指具有正反馈机制的随机非线性动态系统所存在的某种不可逆转的自我强化趋势，该系统一旦为某种偶然性事件所影响，就会沿着固定的轨迹一直演化下去，即使有更好的替代选择，演化路径也很难被改变。

路径依赖问题首先由大卫（David）在 1985 年提出，阿瑟（Arthur）在此基础上进一步发展，形成了技术中路径依赖的系统思想，后来诺思将前人有关这方面的思想拓展到社会制度演化领域，从而建立起制度演化中的路径依赖理论。阿瑟创造性地发展了大卫关于路径依赖的思想，系统地阐述了技术演进过程中的自我强化机制和路径依赖的性质。他指出，新技术的采用具有报酬递增和自我强化机制。由于某种原因先发展起来的技术通常可以凭借先占的优势，利用巨大规模促成的单位成本降低、普遍流行带来的学习效应、许多行为者采取相同技术所产生的协调效应、在市场上越是流行就越促使人们产生相信它会进一步流行的预期等，实现自我增强的良性循环，从而在竞争中战胜自己的对手。相反，一种相比其他技术更优良的技术却有可能因为晚人一步，没能获得足够的追随者而陷入困境，甚至被"锁定"在某种恶性循环的被动状态下而难以自拔。诺思将阿瑟的研究推广至制度演化领域，提出了制度演化中的路径依赖理论。主要内容包含以下几个方面：

（1）制度演化存在报酬递增和自我强化机制。制度演化一旦走上某一条路径，它的既定方向会在以后的发展中得到自我强化。所以，人们过去做出的选择决定了他们现在可能的选择。沿着既定的路径，经济和政治制度的变迁可能进入良性循环的轨迹，逐渐优化；也可能沿着原有的错误路径继续下滑，或者可能被锁定至某种无效率的状态，此时往往要借助外部力量，引入外生变量或依靠政权更迭，才可能扭转原来的方向。

（2）制度演化不仅受到报酬递增机制的影响，还受到市场中交易因素的影响。诺思指出，决定制度演化依赖特定路径的动力来源于两方面：报酬递增和因显著的交易费用所确定的不完全市场。如果没有这两项内容，制度就不重要了，因为报酬递增和不完全市场的存在会使制度选择的初始错误得到纠正。制度创立和运行时存在制度矩阵，而制度矩阵内相互联系的制度网络会产生大量的递增报酬，报酬递增又使特定制度的轨迹保持下去，从而产生长期运行的轨迹。

（3）行为者的观念及由此形成的主观抉择在制度演化的进程中起着关键性作用。诺思认为，在具有不同历史和结果不完全反馈的情况下，行为者将具有不同的主观主义模型，会做出不同的政策选择，因此，在制度演化的进程中，边际调整不会完全趋同。最终不同历史条件下形成的行为者不同的主观抉择，既是制度模式存在差异的重要因素，同时也是不良制度或经济贫困国家能够长期存在的原因之一。

二、制度变迁

历史制度主义认为制度的变迁来自平衡被干扰或被打破，这种变化总是与环境有关，制度变化依赖于环境变化。他们的观点是，制度的变化来自环境压力，各国制度的变化要么来自对其他制度的学习、对新信息做出的反应，要么来自国内批评性因素所造成的非均衡环境的压力。理性选择制度主义则认为制度变迁来自制度本身的失败，即现存制度不能满足它的需求——"制度需求大于制度供给"。社会学制度主义认为制度的变迁与制度化或非制度化有关，制度的变迁是通过改变制度中的偏好及偏好适应而产生的；同时，制度必须适应环境的变化，所以学习和适应是制度变迁的根本手段。[1]

新制度经济学认为制度变迁的模式有两种：诱导性制度变迁和强制性制度变迁。前者是以个人或群体为主体，是由个人或群体主导的、自下而上的制度变迁类型；后者是以政府为主体，是由国家强制推行的、自上而下的制度变迁类型。由于强制性制度变迁类型不是相关利益主体通过重复博弈形成的，决策者或影响决策的利益团体会利用制度供给的机会为自身牟利。在演化博弈论制度分析的框架下，由于将制度视为博弈参与人策略的共有信念系统，因而倾向于认为强制性制度变迁方式背后也存在诱致性因素。所以，青木昌彦认为，制度不等同于法律，"如果制度只形同一部法律的话，那它就很容易通过立法或政府指令加以改变"。在演化博弈论制度经济学的观点里，制度变迁在本质上是诱致的，是在重复博弈参与人认知改变的基础上发生的。当现行的决策规则相对于人们所希望的来说并不能产生令人满意的结果时，参与人将会较大幅度地修改或重设规则系统，尤其是开始搜寻和试验涉及扩大策略启用集合维度的新决策规则。但是，只有在达到临界规模时才会形成制度变迁的诱致性条件；而所谓的"临界规模"，则"可能在环境发生巨大变化、连同客观博弈结构的内部均衡结果的影响积累到一定阶段的时候"达到。[2]

从演化博弈论制度分析的范式来看，社会保障政策的制定绝非简单的自上而下的国家父爱主义意志的贯彻和体现，而是一个复杂的多重政治参与人之间的互动博弈过程。按照宾默尔的说法，它是一种"讨价还价型博弈"，但由于各国并不具有相同的社会保障策略参与人之间互动博弈的平台，因而博弈均衡的结果也会千差万别。

---

[1] 邓念国. 西方国家社会保障的民营化：新制度主义视角 [M]. 北京：知识产权出版社，2009：38-39.

[2] 青木昌彦. 比较制度分析 [M]. 周黎安，译. 上海：上海远东出版社，2001：243.

三、社会保障制度演化的多重路径

根据青木昌彦的制度分析法，社会保障本身可以看作一个"博弈域"，域内的参与人集合由几种不同性质的参与人组成，包括政府、企业家协会、劳动者工会、中产阶级（医师会）和社会弱势群体。从组织性特征来看，在人多数工业化国家，这五类参与人是有组织的，但他们各自的组织化程度在不同国家的差异较大。这种差异促成了各国社会保障制度演化的不同路径。按照艾斯平·安德森的分析，普通劳动者集团的组织化程度及其与中产阶级之间的联盟状况是决定一国福利体制（社会保障）"非商品化"程度的关键性因素。应该说，这也是决定一国社会保障制度演化路径的关键性因素。由于社会保障是一项基于国家强制力的国民福利事业，所以在社会保障域中博弈参与人之间的权力并非是对等的，否则国家的强制力将无法实施。这里借助"功能层级制"结构形式进行说明（图 1-1）。

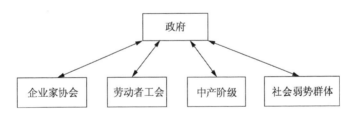

图 1-1　社会保障域的组织结构

图 1-1 显示的是民主型政治体制下的社会保障域的组织结构，其中的双向箭头代表各类参与人的博弈策略选择均对社会保障制度的制定和实施形成一定程度的压力和影响。但是，工业社会的政治民主是一个渐进的产物，其发展程度远远落后于工业革命后的经济和社会变革所带来的对政府承担国民经济保障责任的客观需要。因此，早期的社会保障法，如英国的《济贫法》及其他社会保险法案，并非是在民主型政治平台上各类博弈参与人策略互动的结果，而是在非民主型政治平台上政府单方面决策和强制推行的结果。

虽然民主型政治体制在社会保障制度的起源阶段发挥的作用甚小，但在社会保障制度的形成和发展阶段却发挥着举足轻重的作用。这是因为社会保障制度一旦产生，就会形成显在的或潜在的受益者群体，这些群体具有内在的动力推动社会保障制度的进一步发展；而在一个民主的政体下，他们作为策略互动的博弈参与人所发挥的作用也远远超过非民主的政体。但是，民主也是一把双刃剑，对于社会保障制度的受益者来说，社会保障制度不一定能一如既往地朝着受益者期望的方向推进。也就是说，民主能够促进社会保障制度的演化，但其演化方向取决于社会保障域内各类参与人之间的博弈均衡点及制度间的相互关联和相互依赖。

因此，社会保障制度的演化是社会保障制度变迁的实质。青木昌彦探索性地用博弈论表述了制度变迁问题。他坚信，建立在博弈论上的思考框架最适合用来分析社会科学问题，制度变迁"沿着博弈均衡点演进"，是在"同时前进与后退"中完成路径选择的。

第五节　公共管理理论

进入后工业社会后，为了有效克服和解决传统政府管理的弊端与问题，西方国家发起了新公共管理运动，并取得了一定成效。结合我国国情和制度发展的需要，研究者们从公共管理理论中寻找适合我国医疗保障制度的管理模式与经验，以期发挥我国的制度优势，推动传统政府管理向权责明晰的政府治理转型升级，从而加快我国治理体系现代化进程。

一、公共管理理论的内涵及演变

公共管理是公共组织按照相关规则以独自或协作的方式管理、处理公共事务的活动。从本质上看，传统公共管理强调的是政治管理，是以职能为基础开展行政管理活动。与之不同，新公共管理强调追求最大效益和最高效率，通过引进社会化理念和成本化思维开展行政管理活动。

在西方工业化与城市化发展进程中，形成了传统的公共管理思维，强调用国家力量来推进社会发展。在传统公共管理理论形成初期，政府被认为是民意的代表，重视发挥政府在提升社会管理与运行效率中的职责。传统公共管理理论认为，公共管理活动由政治与行政两部分构成，政治依靠立法机制来收集和表达民众的意志，行政则主要依靠国家机器来实践国家意志。该理论强调效率与效益，是西方长期历史渊源、现代革命和自由主义思想相融合的产物，在理论应用初期发挥了强大的作用。但到 20 世纪 60 年代末，该理论弊端日益显现，新公共管理理论呼之欲出。

正如新公共管理理论首位提出者胡德（Hood）所言，"新公共管理理论"并非新理论或新学派，而是公共管理领域的新思潮。新公共管理理论强调用市场或者准市场的方法来对政府的业务部门进行改造，通过引入效率与效益理念，使用成本考核思维来提升政府的工作效率。该理论强调通过责权匹配，明确管理目标，由专业管理人员来具体管理，并重视结果控制。新公共管理理论倡导引入市场化理念和竞争体系，推进公共管理活动高效发展。经过半个多世纪的探索与实践，该理论形成了以市场经济为取向的竞争式管理、以效率为本的战略管理、以结果为导向的绩效目标管理及以顾客为取向的回应性管理的方法论体系。该理论以新自由主义经济学为理论基础，通过经济学的分析方法，为公共管理研究拓展了竞争、市场等新的研究视角，在西方公共管理改革实践中发挥了重要作用。

二、具有中国特色的公共管理理论

不同于西方公共管理的"效率为先"，我国的公共管理首要强调"人民价值"，这与我国的根本政治立场相关。西方公共管理理论中，过多强调"效率至上"，以至于公共管理成为追求最高效率、实现效益目标的"工具"，丧失了公共管理应有的公共本质和必要的公共精神，使公共管理的目标与价值走进"误区"，引发了公共管理新的价值危机。结合全球公共管理领域的理论探索及实践应用，根据我国现实特征，在当前推进政府管理改革进程中，要重点研究如何构建行为规范、高效廉洁的政府，要重点探索如何对我国公共管理体系架构进行合理改革，从而塑造服务、人本的全新公共管理模式。在我国治理体系现代化发展背景下，经济社会转型的时代环境和全球各国公共部门的实践改革为我国公共管理理论研究提供了新的素材、方法，同时也提出了新的要求。据此，本书所涉及的公共管理理论研究视角，既强调公共资源供给与分配过程中的效率、公共服务体系的高质量，也追求社会公平、民主。

三、提高公共管理的有效性

随着社会不断变革，在现代化与后现代化并存的今天，政府管理面临威胁和挑战，特别是社会力量薄弱、公共治理与服务存在"空白"区域等问题突显。因此，需要从公共管理理论中寻找适合我国政府管理的经验，融入我国国情，有效推进我国治理体系现代化发展。

1. 高效服务群众难度加大：社会变革对政府管理形成的现实挑战

政府是为群众服务的组织，只有对群众进行有效管理，为群众提供高质量服务，才能真正获得群众认同。在市场化、信息化推动下，我国社会逐渐从传统的"整合型社会"转向"分化型社会"。在新的社会环境下，社会成员的价值理念、交往方式和利益诉求逐渐向多元化发展。因此，现有的政府管理模式很难及时有效应对大众个性化、多样化的现实诉求。由此，如何有效并高效服务群众，从而实现政府的有效管理，成为新的现实挑战。这就要求政府结合已经变化的社会环境，对管理结构、模式和服务理念进行创新与调整，从而实现高效服务群众的管理目标。

2. 从政府管理到协同治理：适应国家治理现代化的本质需要

政府管理与社会管理共同构成了公共管理体系。政府对公共事务进行管理，为公民提供公共服务，维护公民的合法权益，满足社会公共需求。在传统管理思维中，政府管理职能只能由政府"独家"承担。但在市场化、网络化环境下，以非政府组织为代表的公共管理组织逐渐参与其中，甚至一些私人组织也开始承担部分职能，形成了由政府与非政府组织、私人组织共同参与的公共管理体系。因此，在国家治理现代化进程中，政府要想对社会、公民进行有效管理，就必须根据社会结构和治理状况的变化进行管理创新。推进政府管理改革，构建协同治理结构是目前政府管理工作创新的根本依据，也是创新政府管理机制以适应国家治理现代化的本质需要。

3. 提高公共管理的有效性：充分履行政府管理职能的现实选择

推进政府管理改革是对政府职能定位、管理权责和监督机制再思考、再设计的过程。从公共管理理论视角来看，推进政府管理改革是经济社会转型的客观需要，也是政府管理能力提升的现实需要。政府是国家治理体系的主体，结合我国治理现代化建设环境，要在坚持党的核心领导下，发挥政府主体职能，提高公众参与公共管理的积极性，通过完善法制保障，构建社会协同治理新格局。因此，要通过对政府内部结构进行优化，对管理方式和流程进行改进，提升协同治理能力，从而全面履行政府职能，更好更有效地开展公共管理活动。履行政府管理职能，做好公共管理工作，需要在社会实践中实现，并根据实践状况不断调整、优化。为提高公共管理的有效性，需要政府研判大众生存形态的差异化诉求，将现有和全新公共管理力量充分融合，充分履行政府管理职能，从而形成由党领导、政府实践的多元协作社会治理模式。

下一章将沿用本章相关观点，对日本医疗保险制度的历史发展进程进行论述。

第二章　日本医疗保险制度的
历史发展及体系结构

　　日本医疗保险制度的建立与日本近代经济社会的发展紧密联系，本章主要围绕日本医疗保险制度历史发展阶段的划分及不同历史发展阶段的特点展开分析。以第二次世界大战为起点，从医疗保险制度重建、发展和转型的角度来看，日本医疗保险制度可以分为制度的形成和确立时期（1945—1961 年）、发展时期（1962—1974 年）、调整和重组时期（1975—1989 年）、转型时期（1990 年至今）四个阶段。各阶段特征分明，从 1922 年颁布《健康保险法》至今，日本建立了覆盖全体国民、服务内容广泛、总体成本相对较低的全民医疗保险体系和制度框架。

第一节　日本医疗保险制度的产生与发展

　　1868 年是明治元年，"明治维新"拉开了日本迈向现代化的序幕。日本当时的社会背景是封建社会向资本主义社会的转型时期，"外"有西方各国的侵略，"内"有福泽谕吉推进的进步思潮。受变法维新、民族独立、建设现代民主主权国家这一美好愿望的影响，在新旧观念的融合与碰撞过程中，日本的社会矛盾不断升级，社会运动频频发生。1897年，效仿英国的《济贫法》，日本初步建立起贫困救助制度的框架。

　　第一次世界大战以后，日本的经济重心转向重工业，产业结构发生了显著变化。为了缓和社会矛盾、维护社会稳定，1922 年日本政府颁布了《健康保险法》，1927 年《健康保险法》正式实施，标志着日本医疗保险制度的建立。

一、雇员健康保险时期

该时期的基本特征是医疗救助与医疗保险并存，随着参保人群的增加，医疗保险逐渐成为制度基础。《健康保险法》对参保人的职业与有关企业做出明确规定：参保人限定于体力劳动者，不包括政府职员，适用《矿工法》《工场法》的大型工矿企业的劳动者必须参加该保险；10人以下的小企业体力劳动者，年收入在 1 200 日元以下、加入政府互助保险协会的体力劳动者不在范围之内；包含劳动灾害；保险费原则上劳资双方各半，在工伤等情况下提高企业的费用负担部分；参保人个人负担不超过日薪的 3%；保险费用的 10% 由国库补贴。

由此可见，《健康保险法》带有明显的职业倾向，显然是为了缓和社会矛盾而颁布的，针对性极强。正如坂口正之所言，"《健康保险法》是政府为应对劳动运动的强烈攻势所采取的让步政策，是劳动政策的重要一环"[1]。"仅靠高压政策难以保证社会稳定"[2]，因而引入社会保险，真正体现了"鞭"与"糖"的理论。尽管如此，作为亚洲第一个面向国民的社会健康保险法案，《健康保险法》仍然具有划时代的意义。然而，这一法案直到 1927 年 1 月 1 日才得以实施。原因比较复杂，包括但不限于以下方面：

（1）自然灾害爆发。1923 年，日本爆发了 7.9 级的关东大地震，东京等主要城市的国民健康和财产遭受巨大损失。

（2）医师会抵制。对于自由开业医疗制度而言，政府颁布的《健康保险法》因缺少对社会诊疗方式的明确规定，损害了医师的利益，遭到医师会全体成员的反对。最后，政府被迫做出让步，对保险诊疗做出具体规定。

（3）劳动协会反对。原因集中在：该法案规定因工受伤的劳动者

---

[1] 坂口正之. 日本健康保险法成立史论 [M]. 京都：晃洋书房，1985：210.
[2] 佐口卓. 现代的医疗保障 [M]. 东京：东洋经济新报社，1977：89.

也要缴纳保险费；保险费支付力度不够，在参保人发病后两三天内很难及时支付；此外，医师采取差别诊疗，引发参保人就诊时的普遍不满。因此，1926 年 1 月开始，日本全国掀起了反对《健康保险法》运动。

（4）企业家反对。该法案使企业负担过重，导致企业难以维持运营，企业家特别是中小企业主自身也不愿意参加。

由于涉及多方团体的利益及对现有状态的改变、适应，在各方的反对声中，历经坎坷的《健康保险法》在 1927 年 1 月最终得以实施。然而，进入 20 世纪 30 年代后，日本产业界经营状态恶化，参保人数在增加，社会保险费却没有相应增加，健康保险随即又陷入了财政困窘境地。

二、国民健康保险时期

该时期日本医疗保险制度开始得到初步推广，保险制度覆盖的范围从城市劳动者扩展至农民及其家属。"二战"期间及战后重建的初期，日本社会的主要问题体现为国民生活窘迫、基本生活需求无法得到满足。一方面，由于没钱看病和买药，农民的患病率和死亡率非常高。据日本农林水产省的调查，因病致贫的家庭非常多，一户农户的医疗费平均仅有 20～25 日元。因感染结核病，每年死亡的人数达到 13 万人。昭和危机的负面影响导致日本农民的生活和医疗状况极端恶化。另一方面，因病返乡的军人数量也不少。因此，无论是为了充实国防力量，还是为了提高农村居民的身体素质，实施农村医疗保险成为日本政府的必然选择。于是，日本政府在 1938 年颁布了《国民健康保险法》。社会环境影响国民需求，从而构成制度产生的背景。制度的产生与变迁，表面上看是由政府自上至下推进的，但其中环境因素的影响也不容小视。

在日本，国民健康保险制度虽然是社会保险制度，但又有其特殊性。建立初期，参保人以农民为主，以自愿加入为原则，这与当时参照的德国社会保险制度要求企业劳动者强制性加入等有明显不同（从这个层面来看，它与中国的农村合作医疗制度类似）。

政府的政策目标是将全体国民纳入医疗保险制度之中，而国民健康保险的互助特性，与当时日本农村社会的地域性相吻合。从建立的初衷及目的来看，日本的国民健康保险制度是作为解决当时农村社会问题的一种对策而建立起来的，高度发挥了社会稳定器的功能。同时，对国民的身体健康保障也有其积极意义。

三、全民医疗保险体系建立时期

1942 年，日本政府修订了《国民健康保险法》，将原来自愿加入改为强制性加入，这得到了各方的迅速响应，95％的地区都建立了国民健康保险。然而，战败后的日本经济衰退，国民收入急剧下降，医疗费用飞速上涨，连医疗保险指定医院也出现了公然拒绝为参保人员诊疗的现象。因此，国民健康保险的影响力急剧下降，参保人数下降至"二战"时总参保人数的一半以下，一时之间，制度本身难以维系。1948 年，日本政府再次修订《国民健康保险法》，确立了市、区、村国民健康保险公营化原则，再次规定强制性加入原则。随后在 1951 年，日本政府创设了国民健康保险税，用国库补贴国民健康保险的部分事务性费用。1953 年开始，日本政府正式对国民健康保险中的医疗费用给予 20％的国库补贴，对行政机构费用给予 10％的补贴，用国库补贴的方式推动了国民健康保险制度的运行，为制度的发展提供了财源上的保证。可见，"二战"后的日本社会需要解决的问题是如何建立现代化社会保险，社会保障和社会保险是经济社会重建的基础，而不是经济发展的配套工程。[1]

---

[1] 刘继同，冯喜良．劳动市场与社会福利 [M]．北京：中国劳动社会保障出版社，2007：322.

第二节 日本医疗保险制度的重组与转型

一、老年人医疗保险制度

随着日本逐渐步入人口老龄化社会，全民医疗保险体系下老年人的医疗费用支出不断增多。1963 年，日本政府颁布了《老年人福利法》。20 世纪 80 年代初，针对老年人的医疗服务种类不断增多，基本服务涵盖的范围不断扩大。1978 年开始，日本政府特别设置了为老年人提供卫生服务的卫生资金，这对老年人的健康与日本的卫生系统影响很大。在新的系统下，老年人（年龄大于等于 65 岁）可以免费获得所有卫生服务，这大大促进了老年人卫生服务的可及性。但是，也出现了不少问题，如不必要的卫生服务增加。过度利用卫生服务，使卫生费用上升过快，卫生资金的不足导致卫生服务提供能力下降。这种情况多发生在国民健康保险体系内，因为老年人较多参加了国民健康保险。为了解决这个问题，1983 年日本政府建立了老年人保健制度，该制度的目标人群为 75 岁及以上老年人或 65 岁及以上卧床老年人。最初，该保险制度并没有引入共付机制，但随着医疗费用的快速上升，该保险制度引入了共付机制，目前实施的共付比例为 10％。老年人保险的基本服务内容比其他保险的基本服务内容更宽。老年人保险基金独立于其他保险基金，老年人保险基金筹资 38％来自税收，62％来自其他保险基金。目前，老年人的医疗保健筹资已经成为其他保险基金很大的负担，而且来自税收的补贴也在逐年增加，因此，日本国内正在积极讨论改革方案。

二、介护保险制度（长期护理保险制度）

介护保险制度是日本较晚建立的一项护理服务保险制度。该制度的实施目的是为那些 65 岁及以上的老年人、45～65 岁需要照看护理的人群提供介护服务。这意味着，长期护理计划将为其他保险，特别是老年人医疗保险分担因长期护理需求所产生的医疗费用。随着日本老年人人口增加，将长期护理计划独立出来可以减轻其他保险的负担，促进它们继续发展。但是，经过几年的运行，目前长期护理计划也面临资金不足的危机。如何利用长期护理计划和老年人保健制度共同来为老年人提供服务是需要日本社会深入探讨的问题。

第三节　日本医疗保险制度的体系结构

目前，日本医疗保险体系主要由雇员健康保险和国民健康保险两大块构成，因参保人的职业不同，医疗保险制度呈现出多样化和分散化的特征。具体情况如表 2-1 所示。

表 2-1　日本医疗保险体系的结构

日本医疗保险体系的结构			保险方
雇员健康保险	协会掌管健康保险（协会健保）	公司白领、办公室人员（在企业工作的员工）	健康保险协会
	政府掌管健康保险（政管健保）	公司白领、办公室人员（在企业工作的员工）	政府
		加入健康保险的企业临时、季节性员工	
船员保险	受雇于船主的船员		政府
互助协会	国家公务员互助协会	国家公务员	互助协会
	地方公务员互助协会	地方公务员	
	私立学校教职员互助协会	私立学校教职员	
国民健康保险	国民健康保险	《健康保险法》适用对象外的农民、个体、雇员	市、区、村政府
	国民健康保险协会	医生、药剂师、食品销售员、土木工等	各个国民健康保险协会
	退休人员医疗	加入了企业年金一段时间，且接受老年养老金支付，未满 75 岁的人	市、区、村政府

续表

日本医疗保险体系的结构		保险方
老年人医疗保健	加入医疗保险的人中，75 岁及以上或者 65 岁及以上有残疾的人，既是医疗保险制度中的医疗支付对象，也可接受老年人保健医疗服务	市、区、村政府

资料来源：根据日本厚生劳动白书资料总结归纳而成。

日本医疗保险制度是由多个制度构成的。表 2-1 中显示有船员保险，互助协会的国家公务员、地方公务员、私立学校教职员保险等，总共是 8 个制度。这些制度都是由现行的法令规定的。作为全民医保体系的重要一环，国民健康保险制度是日本医疗保险制度的基础。符合条件的地方居民都要加入市、区、村国民健康保险，成为被保险者，而其他医疗保险制度覆盖的参保人就构成了适用除外的部分。结果，在职的雇员（及其抚养对象）作为其他医疗保险制度覆盖的被保险者，成为国民健康保险制度适用除外的对象，这样就造成了在职的雇员从企业退休后又返回到居住地参加国民健康保险的现象。这也是国民健康保险中老年人偏多，参保人年龄结构"不均衡"的主要原因。另外，从制度整体来看，市、区、村国民健康保险又是与协会健保、政管健保等其他保险制度并列的。

不少人认为，雇员健康保险制度是企业劳动者的医疗保险制度，国民健康保险制度是农民和自营业者的医疗保险制度，其实，这并不是对日本全民医疗保险体系最全面的理解。正如前文所述，日本的全民医疗保险体系是以市、区、村国民健康保险为基础的。因此，在日本的医疗保险制度中，市、区、村国民健康保险制度作为被保险者超过 4 000 万人的最基本制度，可以说是日本医疗保险制度整体的支柱，发挥着基础保险制度的作用。

截至 2012 年 6 月，日本医疗保险体系中，加入雇员健康保险的人数占比达到 58%[1]，而国民健康保险的参保人员数量为 3 877 万人，

[1] 此处将各种互助协会的参保人员与雇员健康保险的参保人员一并计算。

占总参保人数的 31％。具体内容如表 2-2 所示。

表 2-2　日本医疗保险制度的概要（2012 年 6 月）

制度名	保险者/个	加入人数/千人	国库补助
政府掌管健康保险制度	国家（1）	34 845	支付费用的 16.4％
协会掌管健康保险制度	健康保险协会（1 458）	29 609	（定额）预算资助
互助协会保险制度	互助协会等（85）	9 189	—
国民健康保险制度	市、区、村（1 723）	35 493	支付费用的 41％
	国民健康保险协会（165）	3 277	支付费用的 47％
后期老年人医疗制度 *	后期老年人地区联合（47）	14 341	保险费 10％；支援资金 40％；公费 50％（中央：省：市＝4：1：1）

资料来源：根据厚生劳动省 2012 年版厚生劳动白书总结归纳而成。其中，船员保险（136 000 人）除外。

注：“＊”为根据 1983 年实施的《老年人保健法》设立的后期老年人医疗制度，后被改为长寿医疗制度，主要是针对 75 岁及以上或 65 岁及以上身体有残障（需要机构认定）的老年人。

第四节　日本医疗保险制度的内容、特点及问题

一、日本医疗保险制度的主要内容

1. 保险筹资来源

日本医疗卫生筹资包括四种来源：公司支付的雇员保险金、雇员缴纳的个人保险金和家庭缴纳的国民（社区）医疗保险金、政府税收和患者自付费用。其中，保险筹资来源于强制社会保险和税收福利计划。强制社会保险包括雇员医疗保险、国民医疗保险和老年人医疗保险。这三种强制社会保险的筹资方式各有不同：雇员医疗保险筹资来源是保险费用和税收，保险费用根据各种保险项目而定，筹资水平基本上是雇员工

资的 8％，雇员、雇主各负担一半；国民医疗保险筹资来源主要是家庭缴费，参保费用根据家庭收入和社区而定，国民医疗保险的补贴主要来自政府税收，约占 50％；老年人医疗保险筹资非常复杂，来自雇员医疗保险和国民医疗保险的资金占保险筹资的 67％，另外 33％来自国家税收（22％来自中央税收，11％来自市、管辖区域的税收）。老年人医疗保险的共付比例与其他保险不同，老年人医疗保险的共付比例为 10％，而雇员医疗保险、国民医疗保险的共付比例为 30％。

2. 保险补偿范围

日本社会医疗保险适用于所有的住院、门诊、药品的费用。但是，保险不包括一些疾病预防、健康促进、MCH 服务。特殊医疗服务，如私人病床、口腔特殊材料、康复特别治疗、咨询服务等均不包含在保险补偿范围内，需要患者自付费用。

3. 医疗服务管理

日本每年平均有 1 300 万次出院人次（平均每 10 人住院 1 次）、410 000 万次门诊人次（平均每人门诊就诊 31.5 次）。日本国民对医疗卫生服务需求量非常大，因此，日本需要快速、合理和有效的卫生服务购买方式。目前，日本有两个医疗保险管理组织，一个是雇员健康保险协会，主要负责购买雇员医疗保险的服务；另一个是国民健康保险联合组织，主要负责购买社区医疗保险的服务。两个组织均在各个地方管理区域设有办公室。参保人与这两个组织签订合同，由签约组织负责为参保人购买医疗卫生服务。这两个组织对参保人的医疗卫生需求和服务价格进行评估，组织、聘请、监督医生抽样检查处方，这两个组织的监督工作在控制医疗费用方面发挥着非常重要的作用。

4. 保险支付方式

日本医疗保险支付方式以按项目付费方式为主，长期护理和教学医院实施按病床日付费制度。2003 年，教学医院开始实施按 DRGs 付费制度。尽管日本医疗保险支付方式以按项目付费方式为主，但是卫生部门和劳动社会保障部门共同设立的中央社会保险医疗协议会控制了整个国家每年的卫生总费用，这也是日本卫生总费用占 GDP 比例较小的原因之一。中央社会保险医疗协议会由多方代表组成，他们分别为供方垄断组织（日本医疗协会）、购买方（包括参保人）、社区、劳动协会和学术组织的代表。日本每年的卫生费用和药品税收计划由中央社会保险医疗协议会的代表商定。一般是两年调整一次，一旦遇到紧急情况可以随时做调整。

二、日本医疗保险制度的特点

1. 全民医疗保险体系的设计

日本医疗保险制度在建立初期具有相当的理想主义色彩，试图将全体国民都包括在制度的适用范围之内。从前文日本医疗保险制度的发展历程可以看出，大企业雇员加入的协会掌管健康保险、中小企业雇员加入（政府作为保险者）的政府掌管健康保险和由农民、自由职业者等组成的国民健康保险等多种保险制度构成了日本的全民医疗保险体系。这样的全民医保理念在具体制度设计及实施阶段与其他先进国家有一定的相似及差异之处。例如，英国、瑞典、法国等欧洲国家采取的是全民普及型医疗保险制度，德国则对一定收入以上的富裕层人群（约 10%）并没有强制要求其加入社会医疗保险，而是认同其加入商业医疗保险的选择。因此，在现行社会医疗保险体系下，德国部分富裕层人群普遍加入的是商业医疗保险。而在日本，与保险制度中的保险者（政府部门、行业协会等）相比，参保者自身是无法自由选择的。参保人员只能因个体不同的社会角色（即就职于大企业、中小企业或者政府部门等），根据医疗保险制度的规定条件自动地"被选择"医疗保险，亦不可能根据自己的意志轻易更换。权利与义务相对应，是社会保险制度赖以存在的前提条件。每位劳动者都享有参与社会保险的平等权利，同时又对社会保险负有不可推卸的责任和义务。尽管日本医疗保险的设计理念是全民医保，但是从加入的角度来看制度本身并没有完全公平对待所有国民。

2. 任意利用原则

日本医疗保险制度的一个主要特征是，国民只要拿着健康保险证就能自由选择医院看病，而医院和药店不能拒绝参保人的就诊及配药要求。这种任意利用原则对患者来说异常方便，只是医院并没有对国民充分公开相关信息，导致患者本身对不同医院拥有的各种特长了解比较模糊。通常患者在选择医院时会过度信赖设备齐全、名气大的医院，这就造成挂号看门诊的病人非常集中。从经济学的角度来看，当医疗服务价格在全国范围内统一时，患者必然会选择个体认为相对质量高的医疗机构及服务。这种具有经济合理性的行为会驱使患者对部分医院的就医需求增强，甚至集中于这些医院的个别"名医"。在任意利用原则及全国统一价格的共同作用下，所谓的平等形同虚设。

同样是建立了全民医疗保险体系的英国，除了急诊以外，首先由家庭医生来诊断，符合条件的介绍合适的医院，退院后再复诊，实现了功能分担，没有家庭医生的介绍不能去医院之类的限制很多。在日本，一方面能够应对患者多样化疾病、协调医院转诊和个人问诊需求的全科医生非常少，诊所也较小；另一方面大医院过度依赖门诊病人，私人医师和医院之间的功能没有明确划分。因此，除了活用昂贵的医疗资源、急救医疗资源以外，由全科医生发挥"看门人"的识别功能是有必要的，这同时也意味着现在参保人不受限制地任意选择医院就诊的状况，是引发医院混乱的原因之一。实际上，在日本拥有 200 个以上床位的大医院里，如果患者不拿着全科医生的介绍信就直接到门诊就诊，会使医疗费用增加的机制已经设置，但由于增加的金额较小，抑制门诊问诊的效果较差。

3. 患者的个人负担

医疗保险的保险费是由劳资双方对半承担。通常，受雇于企业的劳动者劳资关系明确，问题就出在那些没有加入特定企业的自营业者、农民和失业者身上。这些应加入国民健康保险的群体，其雇佣方只可能拟设为国家或者地方公共团体（市、区、村）。这样在制度的结构设计上才能与健康保险保持均衡，维持国民健康保险运营及管理的可操作性。然而现实中，国家或地方公共团体并没有承担这样的保险费，最终国民健康保险的保险费超出本人负担的部分由国家或地方各级行政部门共同承担。而该部分资金补助与健康保险的财政运营缺口性质不同，却统称为财政赤字。

一方面，患者的个人负担是从价格上抑制参保人任意利用医疗资源的一种手段。在传染病、急性病等与公共服务较近的医疗领域，这原本是没有必要的。在慢性病等离日常生活较近的医疗领域，为了防止患者的道德风险是有必要贯彻实施的。

另一方面，关于医疗费的个人负担比例，设定上下限很重要。例如，美国老年人医疗保险适用于保险的医疗费下限是 500 美元，个人负担比例是 20％。而日本因为没有设置下限，从 1 日元开始，除了老年人以外，其他个人负担比例是 30％。这是重视负担平等性的一种体现，但从医疗保险"应对偶发的重大疾病"这一点来看，通过免除一定额度以下的医疗费的保险支付义务来交换降低个人负担比例，从实际的平等性来看是更合理的做法。

相较而言，在高额的医疗费中 30％ 的个人负担比例，使参保人的负担变重，因而个人负担额度的上限被限定。美国的医疗救助体系中，个人负担的额度 1 500 美元是限额。在日本，老年人个人负担 10％ 的上限是每月 40 200 日元，其他个人负担 30％ 的上限是每月 72 300 日元，超过这个额度，个人负担 1％（称为"高额疗养费制度"）即可。

日本医疗保险的个人负担比例曾针对参保人本人和家属有过一定区别，现在除了 70 岁及以上的老年人和 2 岁及以上的幼儿以外，医疗费个人负担比例一概为 30％。1973 年，日本因为经济发展迅速拥有了丰富的财力支撑，老年人医疗费的个人负担比例从 30％、雇员家属的个人负担比例从 50％ 一次性下降至零。从医疗财政上来看，老年人的医疗费用急速上升。自 1983 年开始，日本老年人医疗制度采取定额制，到 2001 年老年人门诊治疗个人负担比例定为 10％，2002 年老年人住院治疗个人负担比例也定为 10％。正因为是定额制，医疗总费用支出并没有得到明显抑制。2003 年的制度改革中继续严格推行 10％的低负担比例，因为高额疗养费制度和医疗费减税方案没有真正实施，医疗费的控制效果非常有限。一旦患者个人负担比例统一，就会造成低收入人群实际负担的增加，到时候患者将决定看病还是不看病，就谈不上就诊内容实际选择的多与少了。

4. 医疗保险的支付方式

在日本的医疗保险中，参保人在医院接受治疗时，费用由保险方返还给医院，医院和参保人之间是没有直接收付费关系的。原本患者自己负担的部分是直接支付给医院的，由医院代替保险方来征收（即第三方支付）。保险方对医院返还医疗服务费用的标准会极大地影响医院的道德风险。首先，每个医生的服务费用都是通过对应的点数来计量的。此时，医疗费里包括医院的建筑费、医疗行政人员的教育费等固定费用（跟患者的人数无关，开设医院必需的费用）和按患者人数比例变动的可变费用，当患者人数增加到一定限度时，平均费用将会下降（规模效应）。因此，在医院的平均费用支出小于从保险方得到的返还医疗费收入时，每增加一名患者的界限收入就大于界限费用，所以容易出现增加患者住院天数来提高医疗费的道德风险，这在国际上也是常见的现象。

其次，保险方支付给每位患者一定额度医疗费的方式，主要采取保险返还的"总额支付"方式（每种疾病都有确定标准的医疗费）。这个总额支付方式具有确定的医疗费，而在额度范围内医生最容易选择治疗方案。对于选择最少费用治疗方案的医院来说，在提高医院收入的选择上，容易产生与医疗费点数计量法下相反的道德风险，即患者不能接受到充分治疗的可能性较大。不管怎样，医疗信息公开是关键。而"总额支付"方式下医疗服务的质量如果不能被充分评价的话，就只能通过市场来选择费用最少、能够提供相对质量好的服务的医院。

20 世纪 80 年代以后，日本的医疗保险支付方式以"点数计量法"为基础，控制医疗服务费用的政策得以推广。医院曾一度通过增加开药、检查的数量来维持运转，结果造成了医疗资源的浪费。为此，日本政府对一系列的检查逐个确定对应的治疗费用单位——点数，虽然是限定范围的，却导入了控制过度医疗的机制。这样"总额支付"的对象，从一系列的血液检查开始，扩展到老年人的慢性病住院，甚至包括老年人的慢性病门诊和儿童门诊，以及 2000 年开始的不问年龄的门诊咨询。然而，除了早期的血液检查以外，尽管引入了总额支付，医疗费的控制效果基本没有。

5. 医疗保险的适用范围

日本医疗保险的适用范围广泛，医生行为、医院门诊、住院费、检查费、药费都涵盖在内。各国在"医院"的概念理解上有所区别。在欧美国家，医疗保险的适用范围只能是在医院里进行的医疗行为，病床费和药费这样的费用不包含在内。当然，住院费等包含在医疗保险内，以减轻患者的入院负担与手术前的入院检查负担等，用门诊医疗来代替住院费的也不少见。正因为日本医疗保险的适用范围广泛，所以直接影响到日本国民的平均住院天数。与美国的 6.8 天、欧洲主要国家的 10 天相比，日本的平均住院天数长达 39.8 天。

三、日本医疗保险制度面临的问题

1. 人口老龄化

日本正处于老年人人口增多、出生率降低和人口寿命延长的时期。2020 年，日本 65 岁以上人口在总人口中的占比近 29%。就医疗保险制度本身而言，日本人口老龄化问题将带来参保对象对医疗服务的需求增加，加大医疗财政负担。调查发现，在最基本的生活需求得以满足后，日本国民比以往更关注医疗服务的安全和质量，而对卫生服务的需求已经成为日本国民最关注的问题之一。随着日本医院床位和医生数量的增加，日本医院的竞争越来越激烈，而很多新的医疗技术的使用并不能提高效率，却带来了医疗服务费用的增加。[1]

2. 医疗卫生服务需求增加

人口老龄化、国民期望值的提高导致日本国民对医疗卫生服务的需求增加，其中尤其是老年人的医疗卫生筹资是必要的，但是不可避免与年轻人的医疗卫生需求产生冲突。不同世代、不同年龄层对医疗制度的需求有所区别，因此，医疗服务系统不仅要考虑年轻人合理的医疗服务需求，还要处理好医疗服务提供的效率和公平问题。就目前来说，无论是年轻人还是老年人，重视疾病的预防应该是减轻日本医疗财政负担最好的途径之一。

3. 医疗卫生服务提供体系有待完善

除社会医疗保险之外，日本也在发展商业医疗保险，但商业医疗保险限定医疗卫生服务提供方只能是私立医疗机构。因此，当参保人选择商业医疗保险时，他们只有在私立医疗机构就诊才能得到补偿，这意味着日本居民必须要在社会医疗保险或商业医疗保险之间做出选择。年轻人的急性病是突发的，治疗时间相对较短，而老年人的慢性病治疗是连续的过程，所处年龄阶段不同、疾病类型不同，需要的医疗卫生服务水平也不同。因此，各类诊所、公私立医院、三级卫生中心应该积极整合医疗卫生资源，促进医疗卫生信息共享，以实现不同治疗阶段的病人均可在医疗卫生服务提供体系的各个环节中得到最廉价、最有效的治疗。因此，医疗卫生服务提供体系应该遵照以上原则进行改革，积极发挥各个医疗卫生服务提供机构的优势，促使医疗卫生服务体系提供安全、优质、有效的医疗卫生服务。

---

[1] 左延莉，王小万，马晓静. 日本医疗保险体系的发展历程 [J]. 中国卫生资源，2009，12 (5)：245-247.

第三章　日本医疗保障制度的改革论争

结合日本医疗保险制度不同的历史发展阶段，本章主要围绕 20 世纪 60 年代的制度改革论争、20 世纪 80 年代的制度调整和重建展开，对这两个时期日本医疗改革的主要过程及观点进行详细分析。伴随着日本经济的低迷和少子高龄化社会现象的加剧，医疗费增长引致财政支出的不断扩大和老年人的医疗保障问题始终是改革的焦点。回顾历史，这与当初的制度设计、经济社会环境的变化等多重因素所产生的"内忧外患"叠加效应是密切联系的。

第一节　20 世纪 60 年代的制度改革论争

日本医疗保险制度的建立与日本近代经济社会的发展紧密联系。第一次世界大战后，为了维护社会稳定，日本政府于 1922 年颁布了《健康保险法》。尽管《健康保险法》带有明显的职业倾向和社会稳定色彩，但作为亚洲第一个面向国民的社会医疗保险，其仍然具有划时代的意义。然而，《健康保险法》在经历了关东大地震、医师会[1]、劳动协会、企业家等多方因素的影响后，于 1927 年 1 月才得以实施。20 世纪 30 年代，日本产业界经营状态恶化，参保人数在增加，社会保险费却没有相应增加，健康保险的财政日趋紧张。为此，日本政府在 1929 年修订了《健康保险法》，赋予了其强制征收保险费的权力，并将国库财

---

[1]　1916 年，日本庆应义塾大学医学部首任部长、医学界泰山北斗北里柴三郎创设日本医师会，全体成员由开业医师组成。

政负担比例从原来保险费的 10％改为每年由国库预算决定，健康保险财政紧张状况才得以缓解。

1938 年，日本政府颁布了《国民健康保险法》，医疗保险制度覆盖范围初步由城市劳动者扩大到农民及其家属。[1]1942 年，日本对此法进行修订，将过去的自愿参加原则改为强制性参加原则，在制度扩面上加大力度，且对医疗机构、医生、保险医疗等资源强调集中控制和调配。雇员参与的雇员健康保险和地区居民、农民等加入的国民健康保险的相继推行，促使普及性医疗保险制度框架初步形成。

尽管学界对日本医疗保险历史发展阶段的划分略有不同，以第二次世界大战为起点，从医疗保险制度重建、发展和转型的角度来看，日本医疗保险制度可以分为制度的形成和确立时期（1945—1961 年）、发展时期（1962—1974 年）、调整和重组时期（1975—1989 年）、转型时期（1990 年至今）四个阶段。[2]

一、日本全民医保体系的实现及问题

第二次世界大战战败后，以美国为首的西方国家主导重建国际秩序，民主、平等、自由、公民权、社会保护、社会福利等方面的价值观不断传入，日本社会医疗保险制度在内的社会保障制度的建设也深受影响。日本相继颁布的《生活保护法》（1946 年）、《儿童福利法》（1948 年）、《残疾人福利法》（1949 年）奠定了其政府主导的社会福利制度的框架。而生活保障和福利制度相互契合的结构特征促使日本在战后重建中快速步入全民医疗保险的第一阶段。[3]1957 年 1 月，厚生省决定实施全民医疗保险计划，1961 年国民参保率达到 100％。

日本的医疗保险体系主要由雇员健康保险和国民健康保险两大部分

---

[1] 保险内容以疗养、生育、丧葬为主；保险服务形式以实物支付和提供保健服务设施为主，现金支付为辅；保险费由参保人缴纳的保险费和政府适当的补贴组成。

[2] 沈洁. 日本社会保障制度的发展 [M]. 北京：中国劳动社会保障出版社，2004：27.

[3] 刘继同，冯喜良. 劳动市场与社会福利 [M]. 北京：中国劳动社会保障出版社，2007：322.

构成。其中，雇员健康保险以就业为前提，又细分为政府掌管健康保险和协会掌管健康保险两种。政府掌管健康保险的参保人员主要是中小企业的员工，而协会掌管健康保险的参保人员主要是大企业的员工。[1]国民健康保险则以地方社区为基础，主要包括农民、渔民、建筑工人、退休工人等。两者形成全民医疗保险体系。

1961 年，日本的全民医保体系基本建立。尽管如此，因全民医保体系下各种医疗保险制度名目繁多，参保人员职业、收入不同，导致这一时期医疗保险制度的改革方向集中于如何缩小各医疗保险制度之间的差距。例如，1962 年社会保障制度审议会[2]（简称"审议会"）曾提出建议：针对医疗保险制度间的差距，围绕保险对象间的统筹问题进行财政方面的调整。[3]

对此，日本医师会认为，除了雇员健康保险拥有大量基金盈余以外，其他的医疗保险制度均已陷入财政赤字。为了缩小财政赤字，必须将各种医疗保险制度统合至国民健康保险制度。这样，各种医疗保险制度的保险者及医师会团体对医疗保险制度的改革方向是各制度的统合还是财政统筹的争论就此拉开序幕。

健康保险协会联合会[4]（简称"健保联"）表明立场，既反对财政上的统筹也反对制度上的统合。为此，厚生省提出了折中的改革方案——以制度分立为前提，发挥雇员健康保险制度的优势。出于抗议，医师会团体曾一度辞退保险医。可见，处于日本医疗保险制度发展阶段

---

[1]　除此以外，还有以国家公务员、地方公务员及私立学校教职员为对象建立的互助协会联合管理的医疗保险，因人数相对较少，此处不做详细说明。

[2]　社会保障制度审议会是在 1948 年公布的《社会保障审议会设置法》的基础上设立的专门组织，受日本首相管辖，主要从事社会保障制度的调查、审议和劝告发布等工作，并对社会保障立法提出建议、提供咨询。首相和相关部门的官员在社会保障相关的法律、规划等制定及实施过程中需要听取该组织的专业意见和建议。

[3]　日本社会保障研究所. 战后日本社会保障资料：日本社会保障资料（二）[M]. 东京：至诚堂，1968.

[4]　健康保险协会联合会是 1943 年 4 月 29 日以《健康保险法》为基础创设的法人组织，是全国健康保险协会的联合组织。

的改革方向和政策出台以医师会和健保联两方利益团体的交锋为主要焦点。全民医疗保险体系的建立为日本医疗保险制度的发展带来了新的课题。至此，医疗保险制度的扩面问题转变为医疗支付内容和各制度间的差距问题。

第一，提出改革医疗支付内容。

随着医学、药学的发展，医师会团体一直致力于加快医疗支付内容的改革步伐。1960 年 8 月，医师会对厚生大臣提出提高医疗服务费用、废除限制医疗的要求，医师会的会长武见太郎[1]认为，限制医疗是指那些在政府官员制定的《结核的治疗指南》《抗生素的使用标准》中关于新药、贵药不能使用之类的严格规定。归根结底，尽管 1961 年日本全民医保体系已形成，但当时的政府官员不得不考虑设置一定条件来控制医疗费的过度增长。医师会认为，既然推行全民医保，政府就应撤销限制医疗的规定。国民被强制要求加入医疗保险制度，限制使用治疗疾病的药品是侵犯人权[2]。

第二，提出医疗保险制度间的差距问题。

20 世纪 60 年代的日本医疗改革中，在制度分立的前提下，如何缩小各制度间的差距成为最大的难题。以主要制度为例，农民、自由职业者、不满 5 人的个体企业加入的国民健康保险与在职员工加入的雇员健康保险相比，医疗支付水平太低；即使同为雇员健康保险，大企业员工加入的协会掌管健康保险（简称"协保"）与中小企业员工加入的政府掌管健康保险（简称"政保"）之间也存在财源上的差距。

审议会就如何缩小这些制度间的差距进行了讨论，1962 年 8 月提出《社会保障制度综合调整的基本方针及推进社会保障制度相关劝告》（简称《劝告》）。《劝告》指出，收入稳定的劳动者加入的医疗保险制度在不断完善的同时，收入较低的群体所加入的医疗保险制度却仍停留在低水平，这一事实表明社会保障制度的均衡发展不容乐观。

---

[1] 武见太郎曾于 1957—1982 年担任日本医师会的会长。

[2] 武见太郎. 实录日本医师会 [M]. 东京：朝日出版社，1983：94.

后建立的以覆盖相对低收入群体为主的国民健康保险，出现了医疗支付内容少、制度负担沉重的不合理问题。这样的不平衡发展损害了国民的信赖，必须进行协调。为了从根本上解决这一问题，《劝告》还指出，将目前分立的各种制度统合成全体国民加入的同一制度是最理想的，正是因为制度间的统合不能一步到位，目前以制度分立为前提，围绕各保险者采取财政统筹的调整措施是必需的。而财政统筹首先是各保险协会之间进行统筹，然后在全体雇员之间进行，接下来国民健康保险的保险者之间必须进行统筹，才能在未来进行各制度之间的统合。

在这一《劝告》中，关于医疗保险制度的结构，审议会仍然延续了1950年社会保障制度劝告中雇员与一般国民相区别的观点，认同对非雇员与雇员分别建立制度。同时，还赞同将雇员家属的医保并入国民健康保险。因此，1962年的《劝告》提出"以目前的制度分立为前提，通过统筹进行财政调整的意见"后，医师会亦紧随其后提出了医疗保险制度统合的意见。

二、各利益团体的改革论争及主要观点

1. 医师会与医疗保险制度的统合论

1962年10月，医师会印发了《国民健康保险读本》，提出将各种分立的雇员健康保险制度统合至国民健康保险制度的主张。该读本明确指出，雇员健康保险与国民健康保险的参保人之间收入差距拉大，伴随着人口高龄化、产业结构与人口结构的变化等因素的影响，国民健康保险和雇员健康保险之间的制度统合，势在必行。

因健康保险协会、共济协会拥有庞大的财政盈余，而国民健康保险、非正规雇员医疗保险的财政来源单一，支付内容少，有人形容"日本的医疗保险上厚下薄，呈倒立状"。因此，须将各种医疗保险制度以国民健康保险制度为中心进行统合。具体方案如下：

"第一次统合在以雇员为主的各类健康保险间展开。粗略计算以防止支付内容的下降，将雇员家属吸收至国民健康保险（第二次统合）。将健康保险内各类雇员间医保的个人负担比例统合至 10％，然后将统合至国民健康保险的雇员家属的医疗给付水平逐步提升，与雇员本人的个人负担比例保持一致时，第三次统合完成。"[1]在 1946 年的《现行保险制度的改善方案》（简称《改善方案》）中已经提及这样的构思。《改善方案》主张，在一如既往地支持"协保"发展的同时，将"政保"和"国保"进行制度统合并由地区协会运营。但医师会的意见则不同，医师会认为应将雇员健康保险统合至国民健康保险。

另外，对于从雇员健康保险中退出的离退休人员，将其移至国民健康保险的做法，医师会并不赞同。实际上，如果从雇员职业生涯的角度去审视医疗保险的负担比例，孩童时代加入的是国民健康保险，负担比例为 50％，工作后加入的是健康保险，负担比例提升至100％。而通常在大企业就业时加入的雇员健康保险，录用之际企业会组织严密的健康体检，尽可能地将患病的群体排除在外，直至退休为止不生病的人占多数。因为持续地缴纳保险费，健康保险才得以积累起巨额的保险金。退休后又转入国民健康保险，负担比例再次降至50％。年龄越大患病的概率越高，而退休后的医疗费用支付水平却下降了。正如佐口卓在《医疗保险论》中指出的那样，无论医疗保险制度一元化的统合论是否被赞同，从劳动者的生活状态来看，制度本身确实自相矛盾。[2]这样，从 1966 年开始，国民健康保险中疗养费的国库负担比例从原来的 25％提高至 45％，支付比例从原来的 50％上升到 70％。

2. 医师会的《关于医疗保险制度根本性改革的意见》

医师会于 1968 年 9 月发表了《关于医疗保险制度根本性改革的意见》，提出了以 65 岁及以上的国民为对象创设老年人健康保险的建议。

---

[1] 1962 年日本医师会印发的《国民健康保险读本》。
[2] 佐口卓. 医疗保险论 [M]. 东京：有斐阁，1974：256.

因为"老年人患慢性病的概率高，老年人健康保险要包含老年人的身体照顾项目（疗养、看护及康复服务等），其建立必须符合老年人医疗的特性"。医师会主张医疗保险体系应由国民健康保险、产业保险、老年人健康保险三种构成，延续最后统合至国民健康保险的构想。其中，国民健康保险中雇员本人的支付比例是 100%，其家属的支付比例是70%，老年人健康保险和产业保险的支付比例是 100%。

由此可见，医师会的构想主要是以职场内外引发的不同类型的疾病及被保险者的年龄为划分标准的。作为医疗供求体系中的实施主体——保险医成员，他们清楚地认识到健康保险协会拥有大量基金盈余，而政府掌管健康保险却陷入了财政赤字，继而医疗服务费用支付水平将被迫降低，正因为如此，医师会改革方案的实际目标是撤销健康保险协会。所以，相对于审议会提出的财政统筹方案，医师会则主张雇员健康保险向国民健康保险统合。在这样的是制度统合还是财政统筹的观点论争中，健保联既反对制度统合，也不赞同财政统筹。

3. 健保联与医疗保险制度的统合反对论

在 1962 年《劝告》的基础上，厚生省推动了调整医疗保险制度的讨论，1964 年 5 月颁布了《探讨医疗保险综合调整与实施的试案纲要》（简称《试案》）。《试案》提出，以现行的制度为基础，对因制度分立而产生的制度间的差异进行调整，促使其逐渐均衡发展。具体包括：离退休人员的医疗；督促不满 5 人的企业的员工加入雇员健康保险；家属的医疗费支付比例提升至 70% 等。因为雇员健康保险将负责承担全体成员的医疗费用，必须设立医疗保险调整基金（财政统筹基金）。

第一，"健保联"的意见书。

针对厚生省的《试案》，健保联在意见书中提出了反对意见。健保联认为，"将家属的医疗费支付比例提升至 70%，财源由调整基金承担"的设想"破坏了医疗保险事业应该是建立在各保险者自身责任的基础上这一保险制度的实质，阻碍了企业的经营努力"，"由健康保险协会来运营医疗保险才是最佳的选择，《试案》是破坏这一基本方向的产物"。

所以，关于医师会提及的离退休人员医疗问题，健保联主张"医疗保险是短期保险，以收定支——根据当年度的保险费收入确定当年度医疗费用的支付是理所应当的"。健保联认为，拿在职员工缴纳的雇员健康保险的保险费来承担离退休人员的医疗费，这样的考虑是脱离保险实质的；仅就雇员健康保险而言，也是有问题的。因为医疗保险的财政基础是按照职场中各自的保险者、地区内不同保险者的结构设计的，所以其承担不同制度、职业、地区的参保者的医疗费是理所应当的，而各保险制度所面临的财政问题需要另做考虑。关于这一点，还有一部分研究者认为，所谓雇员在年轻时缴纳健康保险的保险费，年老退休时却被制度抛弃的说法是根本性错误的。

健保联将财政统筹基金的提案驳斥为"阻碍了企业的经营努力"。实际上，在日本大企业和中小企业共存的二元经济结构下，大企业和中小企业资金负担能力差距明显，从而进一步扩大了协会掌管健康保险与政府掌管健康保险之间的财力差距。

从表 3-1 和表 3-2 中企业规模、薪酬来看，1965 年协会掌管健康保险中各协会的平均参保人数为 5 471.4 人，政府掌管健康保险中各事务所的平均参保人数为 21.8 人，而平均月薪酬分别为 32 581 日元、26 110 日元。1955—1965 年，这样的薪酬差距一直存在。关于政府掌管健康保险的财政赤字，佐藤进指出"不管企业是否进行经营努力，因日本的二元经济结构导致日本社会中出现低工资现象，而这一差距仅仅通过企业的经营努力是无法解决的"[1]。面对"协保"和"政保"存在的巨大差距，对于健保联而言，即使是"政保"陷入了巨额的财政赤字，也坚决反对两者之间的财政调整。

---

[1] 佐藤进. 健康保险协会论 [M]. 东京：社会保险新报社，1966：16.

表 3-1　协会掌管健康保险的参保人数和平均月薪酬的变化

年度	协会数/个	参保人数/人	各协会的平均人数/人	平均月薪酬/日元
1955	907	3 313 199	3 652.9	17 658
1958	1 010	4 002 906	3 963.3	20 747
1960	1 091	5 046 091	4 625.2	22 157
1963	1 279	6 565 172	5 133.1	27 788
1965	1 339	7 326 155	5 471.4	32 581

资料来源：根据健康保险协会联合会发布的社会保障年鉴（1966、1967 年版）数据整理而成。

表 3-2　政府掌管健康保险的参保人数和平均月薪酬的变化

年度	事务所数/个	参保人数/人	各事务所的平均人数/人	平均月薪酬/日元
1955	244 309	5 242 120	21.5	11 781
1958	316 922	7 037 441	22.2	13 526
1960	382 782	8 902 213	23.3	15 012
1963	477 239	10 864 129	22.8	21 464
1965	537 108	11 702 370	21.8	26 110

资料来源：同上。

第二，"健保联"的《关于医疗保险制度的基本思考》。

健保联深入探讨了医疗保险制度的基本问题，在 1966 年 5 月发表了《关于医疗保险制度的基本思考》。其围绕医疗保险体系，从劳动和生活的实际情况、历史改革、生产的高涨、劳动者的权益保障、经营体制的确立、医疗服务体制的现状等方面出发，指出"目前推行雇员健康保险和国民健康保险的二元结构是现实的"。健康保险须以雇员健康保险为中心，确立一贯的自治管理体制。对于脱离健康保险的老年人或失业者，必须"导入国库负担，调整养老保险和失业保险制度"，扩大医疗保障的实施途径。

医疗费增加及由此引发的财政危机，其根源是现行医疗支付制度存在缺陷，加上医疗保险承担过多行政职责。而"政保"的财政赤字是经营管理不善、组织运营不力、经营责任不明确、经营努力不够等原因导致的。故而健保联坚持认为"通过保险制度间的财政统筹来提高支付水平的想法并不是好方法"。

以上健保联的观点与日本经营团体联盟（简称"日经联"）基本一致。1966 年 11 月，日经联发布了《关于健康保险制度的意见》，指出"医疗保险体系要以各保险制度所属的协会参与管理的方式建立"。同时，保险财政困窘的原因是医疗费的激增，而不是制度分立引发的问题。在此基础上，机械地统合是无视以自我责任为基础的企业所开展的有效的经营努力，易导致企业参保意愿下降。健保联及日经联的观点，对厚生省的医疗保险制度改革案产生了巨大影响。

第三，"健保联"的《医疗保险统合为何行不通》。

在反对医疗保险统合的观点中，健保联发表了论文《医疗保险统合为何行不通》。该文围绕医疗保险制度的改革，主要介绍了医师会"健康保险协会消亡、统合医疗保险"的观点，同时也提出了健保联的观点，即"建立以雇员为主的医疗保险体系，由缴纳保险费的参保者组成的自主管理的协会来运营医疗保险是最合适的"。其理由是"通过协会来运营医疗保险能确保好的医疗、好的效果，因为确保了国家、社会、劳动者的利益"。而健康保险协会是建立在劳资双方自主协调基础之上的组织，其运营充分体现出"连带"责任意识。该组织通过灵活有效的运营方式，可以优化健康福利的结构，促进企业提高生产力，增强就业人群的健康意识。还列举了反对医疗保险制度统合的理由，主要有以下内容：

（1）破坏劳资双方自主健康的发展体制。

（2）导致医疗费的增长和国家财政的损失。

（3）弱化被保险者的共同体意识和自我健康的自觉意识，导致经营者的协助动力不足。

（4）使经营责任变得模糊。

（5）无法得到企业家的协助。

（6）导致官僚机构扩大。

（7）推进医疗事业的国有化，降低医疗的质量。

（8）强化依赖国家财政的观念。

（9）导致医疗费支付水平下降。

健保联强调劳资一体化构成协会管理的优越性，反对医疗保险制度的统合。在追溯健康保险协会成为保险者之一的历史时，可以发现"二战"前《健康保险法》建立之际，日本政府和健康保险协会就已被确定为保险者。通过健康保险协会的认定，在民间互助协会中开展企业内部的互助事业，也是劳务管理的一种手段。健康保险协会以各企业为单位，由企业家自发性设立组织，一方面，作为财政负担者，企业主主动参与，通过劳资协同积极运营；另一方面，作为劳资双方的沟通机构，健康保险协会通过与个别企业的联合，推进"劳动者企业内的统合"。这样，健康保险协会逐渐被认定为带有附属意义的事务管理功能，其企业劳务管理的特性越来越明显。可以说，这样的附属性事务管理功能是健康保险协会的日本特色，与以终身雇佣为中心的日本雇佣特性紧密联系，因此可以认为健康保险协会承担了日本企业劳务管理的一部分职能。

《健康保险法》实施后，大企业的雇员加入"协保"，中小企业的雇员加入"政保"，具有社会改良意义的医疗保险制度将劳动者阶层分割。这样的医疗保险制度是建立在对企业规模划分基础上的，对于雇员来说，企业主的负担仅限于不满 5 人的个体企业的劳动者之外的正规劳动者。而不满 5 人的个体企业的劳动者及临时工是加入没有企业主负担的国民健康保险。因为企业的负担与提高企业生产力紧密结合，一旦"提高企业生产力的作用"没有得到企业主的认同，企业主就有可能会削减企业负担。

4. 厚生省的改革案与医师会的总辞退

第一，厚生省的改革案。

1962 年以后，政府掌管健康保险的财政赤字一直持续。1967 年 8 月颁布的《健康保险法临时特例法》（2 年时效）提出相关对策，试图提高医疗保险费及增加一部分财政负担。厚生省开始着手改革，并在 1967 年 11 月发布了《医疗保险制度改革试案》（简称《改革试案》）。

《改革试案》指出，雇员健康保险体系"以现行制度为基础，发挥所属协会的优势"的方法是合适的，统合制度的方案"因激烈的改革可能会产生摩擦和混乱"而被回避。医疗费支付比例是 70％，而雇员及国民健康保险的户主，因为是家庭的主要经济来源，住院费 100％ 支付，但普通的饮食费用要承担一部分。由此可见，《改革试案》并不赞成医疗保险制度的统合，而是主张继续发挥健康保险协会的优势。对于厚生省这样的改革试案，健保联表明了"以现行制度为基础，发挥小团体优势，逐步实施根本性改革"这一赞成意见。对此，医师会认为"维持现行制度，赞扬小团体管理方式会导致医疗保险的个体企业分裂化倾向，这是无视社会保障社会属性的做法"，所以坚决反对。

之后，自民党的医疗基本问题调查会延续医师会提出的三层结构构想，在 1969 年 4 月发表了《国民医疗对策大纲》（简称《大纲》）。《大纲》明确提出医疗保险制度应由国民保险（包含雇员家属）、雇员保险（雇员本人）、老年人保险（雇员除外的 70 岁及以上的老年人）三个制度构成。这三个制度和医师会的提案相近，但又有所区别，在医师会的方案中，对于一般疾病，就业人员及其家属包含在内，最终全部统合至国民健康保险，而《大纲》采用了雇员保险与国民保险两种制度。双方的共同点是，建立老年人保险或者老年人健康保险。《大纲》发表后，反对意见不断。最后，自民党将这个方案提交至政府后，又附加了"雇员家属加入国民健康保险、老年人健康保险 100％医疗给付并不合适"这一意见。总结医疗改革各方的论争，厚生省保险局在 1969 年 8 月将其整理成《医疗保险制度改革要纲试案》。

第二，医师会的保险医总辞退。

关于医疗费问题，中央社会保险医疗协议会（简称"中医协"）开展了相关讨论，诊疗方面的委员提出，诊疗费必须随物价、人件费的上涨而相应提高。对此，支付方面的委员则提出反对意见，认为必须探讨建立合理化的医疗服务费用支付体系。汇总以上论争，公益委员于1971 年 2 月向中医协提交了《审议会笔记——关于诊疗报酬体系的合理化》。针对笔记内容，医师会的中医协委员提出退出保险医行列，同年 7 月，医师会决定全体医师退出保险医行列。

1971 年 7 月 1 日，42 个都道府县约 65 000 名医师会成员辞退保险医，这样大规模的保险医抗议总辞退事件在日本全国是首次。在由开业医师组成的全国保险医师团体联合会发行的《审议会笔记》中，增加了医疗诊断费用体系的限制规定，借此向全国的保险医师呼吁应提高诊疗服务费用。全国保险医师团体联合会不但维护了保险医师队伍的团结，表明了支持医师会的态度，还直接参与了退出保险医师队伍的抗议活动。

关于这次辞退保险医事件的意义，武见会长在日本医师会的杂志中做出以下评价：一方面，尽管厚生省没有公布健康保险的全部财政盈余，但仅 1969 年单年度的盈余就达到 423 亿日元；另一方面，政府掌管健康保险却持续累积财政赤字，高达 2 000 亿日元。日经联和厚生省为了实现继续通过管理参保人缴纳的保险费来进行劳务管理的目的，将健康保险的财政盈余部分投资到保健设施、房地产、股票、高尔夫球券等方面。"原本为了维护健康缴纳的保险费，以这样的方式被使用而国民却不能有任何怨言。""现在的保险事务实际上是健康保险协会持续进行大企业劳务管理所玩弄的一种手段。"《审议会笔记》指出，以稳定低收入群体保险财政的名义，限制这一群体的看病及治疗，减少其就诊机会，实际上是充实健康保险协会财政的举措。在此基础上，"允许以牺牲低收入群体的利益来服务大企业的保险的存在"，违反了医生的使命。因为没有找到更好的办法，"我们只有做出退出保险医行列的举动"。

医师会武见会长和首相于同年 7 月 28 日会谈，双方达成一定共识，武见会长承诺 7 月底停止保险医总辞退的举动。共识主要包含 4 个事项、8 条细则。其中，在医疗保险的根本性改革方案中，"诊疗费随物价、人件费的上涨而相应提高"事项将由厚生大臣积极推动，"考虑低所得层患病率高的事实""将劳务管理与社会保障分离"等内容亦包含在内。对于"将劳务管理与社会保障分离"这一点，武见会长认为"应果断将健康保险协会撤销，将雇员健康保险统合至国民健康保险。通过健康保险协会进行传统的、恩惠式的劳务管理已经无法持续下去，撤销协会势在必行"。

处理好保险医抗议总辞退事件后，日经联于 8 月 4 日发布了《健康保险制度修改与废除问题的意见》，对撤销健康保险协会的观点提出反对意见。日经联认为"将健康保险协会从保险者的位置上拉下来是破坏劳资关系、窃取协会成员在劳动条件上的话语权的行为"。针对协会开办疗养设施的举措做出以下答复："有效地活用经营努力的成果，有何不可？"同时对雇员家属并入国民健康保险的构想进行批判。

1971 年 9 月，社会保障制度审议会公布了《关于医疗保险制度的改革》，明确指出"将医疗保险体系中的雇员健康保险与国民健康保险合并是最好的，即使目前立即实现并不太现实，但这是医疗改革的基础"。"国民健康保险一元化"后易形成保险费缺口问题，因保险费的征收率下降，进而会导致医疗支付水平的下降。另外，还提出了"目前雇员健康保险与国民健康保险这两大制度体系是最合适的"，"雇员健康保险以协会联合方式为根本"，"没有必要将雇员家属移至国民健康保险"等观点。

第三，老年人医疗费支付制度的设立及 1973 年《健康保险法》的修订。

医师会针对老年人的医疗保障问题，提出了单独构建老年人医疗保险制度的观点。实际上，在岩手县的泽尺村，从 1960 年开始 65 岁及以上老年人的国民健康保险支付比例已达到 100%，即实现了老年人医疗费免费。随着这样的地方经验逐渐推行扩大到全国范围，日本政府在1972年修订了《老年人福利法》，设立了"老年人医疗费支付制度"，从1973年1月开始，70岁及以上的老年人医疗保险中个人负担的费用改由政府财政来承担。其间，日本政府接受审议会1971年的意见并制定成有关方案，后因财政调整方案遭到日经联和健保联的反对而告终。在经历多次修订后，《健康保险法修正案》在1973年得以通过。[1]

至此，实现"全民医保"后，如何缩小医疗保险制度之间的差距成为日本医疗改革的重要课题。与医师会提出的统合医疗保险制度、解散健康保险协会的观点相反，健保联认为制度分立是医疗改革的前提，雇员健康保险必须按照协会联合的方式推进。因为健康保险协会与企业的劳资关系紧密联系，是日本劳务管理的一部分，所以日经联和健保联合力强烈反对健康保险协会的解体。其间，还爆发了医师会成员全体辞退保险医事件，医师会提出了提高诊疗费这一关系保险医切身利益的要求，同时认为健康保险协会的运行方式也是问题所在。

医师会请辞保险医事件后，以既有的医疗保险制度为前提，20世纪70年代初期老年人医疗保健制度开始由公费承担，政府掌管健康保险的财政赤字则通过提高保险费、引入国家财政负担来解决。在这期间，除了协会的意见以外，医疗改革中加大企业负担的保险费额度的意见基本上没有被提及。相反，尽可能地减免企业主的负担、提升企业的国际竞争力、扩大出口等与企业经营相关联的举动被优先考虑。

纵观日本20世纪60—70年代医疗保险制度的改革论争过程，经济高度成长时期的医疗保险制度还处于形成与完善阶段。其间出现的老年人医疗保障及政府掌管健康保险的财政赤字问题，到20世纪70年代初，以提高雇员的保险费和导入国家财政负担才得以解决。这里没有涉及用人单位负担部分的任何调整，反而"相应地减免了用人单位的负

---

[1]　主要内容是对家属的医疗费给付比例从50%提升至70%；建立了高额疗养费制度；同时，作为政府掌管健康保险的财政对策，保险费率由1 000分之70上调至1 000分之72。政府掌管健康保险的保险给付费由国库补助10%。

担，形成了由国家财政一肩挑起的特殊保险财政结构"。这也为后来日本医疗保险制度在经济低迷的80—90年代所面临的国库财政压力埋下了隐患。

以上的论争表明，即使是属于中产阶级的医师会也明确反对提高企业负担的保险费的做法。在《关于医疗保险制度根本性改革的意见》中，明确提到"对于近代自由的劳动者来说，自身疾病的治疗、家属疾病的治疗全部是自己的责任。企业没有义务为雇员及其家属支付医疗费"。另外，社会保障制度审议会的《关于医疗保险制度的改革》中，不赞同"国民健康保险一元论"的理由是，"目前企业一直负担着雇员的保险费，无法想象企业也能够持续以这样的方式负担国民的保险费"。即使雇员加入国民健康保险，用人单位也不愿意扩大负担范围，而是要求和现行制度一样仅限定于雇员健康保险范围。

第二节　20世纪80年代的"第二次临调行政改革"
——以医疗服务提供政策为例

"二战"结束后，日本经济经历了高度成长期，但因环境破坏引发了大规模公害事件及工伤事故的频发，使日本社会陷入了各种矛盾和批评之中。20世纪60年代以后，日本地方居民运动情绪高涨，涌现了以大都市圈为中心的地方行政改革。此轮改革的焦点之一是"老年人医疗费用零负担政策"。1973年起，该政策推广至全国，70岁及以上的老年人医疗费用由国家承担，同时政府对《健康保险法》的部分内容进行修订，将参保人家属的医疗费支付比例由50%提升至70%等。然而，在同年秋天爆发全球石油危机后，日本经济进入了低成长期。社会保障的发展从刚刚兴起的制度扩充转变为保守后退。在企业"裁员合理化"的氛围中，政财界陷入了"保就业还是保工资"的选择困境。一方面，1976年日本劳动协会进行了最后的罢工游行，政策对抗势头逐渐走向衰弱；另一方面，在"老龄化国家危机""福利国家衰退"等质疑声中，日本政府最终选择了"维持经济活力及效率优先"，社会保障的发展继而转为家庭内自主、社区互助的方向。

一、医疗服务提供政策的动向

医疗服务提供政策是指从为国民提供医疗服务的角度出发，以满足国民医疗需求和控制医疗费用为目的所实施的一系列政策，其中规范医师职业内容的《医师法》和医疗服务提供主体的《医疗法》起着重要作用。日本医疗服务提供体系的特征之一是：以经国家授予资格的医师可以自由开设诊所（即"自由开业医疗制度"[1]）这一原则为基本方针，建立以私立医院为中心的服务体系。在"二战"刚结束之际，陆海军医院由国家接管，地方政府及国民健康保险协会负责新建医院和诊所，日本政府曾一度试图恢复以公立医院为中心的医疗卫生供给体制，但这仅是权宜之计，后因财政急速恶化，原本建立相应体系的计划受挫。

随后政府迅速改变医疗政策相关方针，20 世纪 50 年代，日本政府通过《医疗法》设置了"医疗法人制度"[2]，促进私立医院的设立。在1961 年实施全民医疗保险体系后，日本医疗服务提供政策开始了以公立医院为中心向以私立医院为中心的 180 度转变。日本政府修订了《租税特别措施法》，对开业医师引进相关税收优惠；通过设立医疗金融公库实行长期的低利息融资政策；甚至在 1962 年出台限制公立医院病床数的政策。这些促进私立医院发展的优惠措施逐步得以实施，结果在20 世纪 60 年代后公立医院的病床数增长缓慢，而民间私立医院实现了

---

[1] 在自由开业医疗制度下，医疗服务的组织、运营等都委托给了医疗服务机构。医疗环境、医疗设备和医生等的人员配置等都没有规定的基准。以什么样的价格购买药品等分别由医疗服务机构的经营者决定，在各经营者的判断下进行。陈慧梅. 浅谈日本医疗服务体制的改革对改善我国农村医疗服务体制的启示 [J]. 商情，2012（34）：69.

[2] 所谓的医疗法人制度，是指"二战"后日本政府为了让那些拥有一定资本的医院能够维持下去，在《医疗法》里添加的特殊的法人制度。《医疗法》对医疗法人有专门的规定，包括设立条件、业务范围、登记、设立许可、章程和组织结构等内容。医疗法人具有非营利性、组织规范性和财务税收特殊性三大特点。赵永生，谢玄. 日本医疗卫生供给制度的发展与现状 [J]. 中国医疗保险，2009（10）：60.

飞跃性的发展。

在 20 世纪 50—70 年代，日本医疗服务提供政策以量的扩张为首要目标，除了面向医疗机构的各种支援以外，政府还实施了"消除无医生省级计划"及医学部的生源扩招政策。因此，该时期的医疗服务提供政策被称为"促进服务型"。政府采用"诱导型限制"的政策手段，通过税收优惠及设立医疗金融公库，间接地促进私立医院的发展。

然而，1973 年石油危机后，日本经济低迷，财政状况恶化，控制医疗费用成为医疗政策制定和改革中最重要的课题。进入 20 世纪 80 年代后，伴随着《老年人保健法》的制定、《健康保险法》的修订，为了重建医疗保险财政，日本政府于 1985 年对《医疗法》进行了首次大规模的修订（《医疗法》第一次修订），进一步强化医院在提供医疗服务方面的合理性、效率性。《医疗法》修订后实施的病床限制，使病床过多的地区基本不可能开设新医院，同时政府采取了削减医学部的招生名额等措施，医疗服务提供政策从原来的"促进服务型"，转向以控制、缩减医疗服务资源为目的的"控制服务型"。而限制私立医院开业的合法化，实际上意味着"自由开业医疗制度的终结"，这也是日本医疗服务提供政策上的转折点。

在 1948 年《医疗法》、1962 年限制公立病床政策出台以后的 20 年间，日本医疗服务提供政策没有实质性的变化，但在 1985 年《医疗法》进行第一次修订后，特别是进入 20 世纪 90 年代后日本政府对《医疗法》进行了频繁修订，1992 年进行第二次修订，1996 年进行第三次修订，直至 2000 年持续进行第四次修订，医疗机构功能分化、更新地方医疗计划中的名单目录、重新划分病床等措施得以实施并逐步推广。

20 世纪 80 年代后的医疗政策内容是以控制医疗费用为主，通过政策调控与费用管理，从供给与需求两方面开展各种制度改革。这些改革措施主要以《医疗法》为媒介，作为限制手段，地方性医疗计划的作用不断增强。这样以 20 世纪 80 年代为分水岭，在此之前与在这之后的医疗服务提供政策在政策目标（向控制服务型转移）和政策手段（采用直接限制手段）上有极大差异。

二、医疗服务提供政策环境的变化

20 世纪 60 年代初，日本建立起"全民皆保险·皆年金"体制，医疗费和养老金支付水平大幅提高，老年人医疗费免费、养老金提高到 5 万日元并导入物价浮动制度，福利政策急速扩充。1973 年成为日本"福利元年"，标志着日本进入了以凯恩斯主义和《贝弗里奇报告》为理论基石的福利社会。伴随着 1973 年的石油危机，全球经济环境发生转变，日本经济社会也陷入了深刻的危机，1974 年出现了战后首次实际经济增长率为负数的现象，宣告了日本经济战后高度成长期的结束。

因经济停滞不前、国家税收难以增加，1975 年日本陷入了严重的财政危机，政府不得已只能发行赤字国债。1979 年，一般公共财政与国债的比例急速上升至 40％，财政重建特别是削减社会保障费的预算成为政府的最大课题。

进入 20 世纪 80 年代，中曾根政权无视国会审议决定，以国有企业民营化为借口强势推行"第二次临调行政改革路线"。1981 年，第二次临调以"不增税的财政重建"为口号开展行政财政改革，控制医疗费是其重要课题。当时，"国民负担率"（租税及社会保险费占国民收入的比率）已达 35％，未来尽力将"国民负担率"控制在欧洲各国 50％的水平之下为其主要目标。1984 年提出的最终议案中包括医疗制度的合理化方案，控制医疗费成为医疗政策中最优先的课题，其中首先是调整老年人医疗费。

人口的老龄化与疾病结构的变化在控制医疗费的政策背景中具有重要意义。1970 年，日本人口老龄化比率达到 7％，步入了老龄化社会的行列。老年人患病率比年轻人高，患有慢性疾病与年龄退化性疾病的老年人人均医疗费金额高。随着提高诊疗费、老年人医疗费免费、提高国民健康保险支付水平等制度的出台，日本医疗财政快速恶化。1965 年，日本国民医疗费为 1 兆 1 224 亿日元，10 年后的 1975 年上涨到 6 兆

4 779 亿日元。控制医疗费不仅涉及医疗保险制度的改革，也引发了医疗服务提供制度的改革讨论。昂贵医疗器械能否通过各地的医疗计划实现共同使用等问题，在国会上受到热议。

更直接的是，疾病结构的变化也是促进医疗服务提供制度重建的要因。20 世纪 50 年代后，取代了以往的急性病种，脑血管疾病、心脏疾病、癌症等一般由生活习惯引发的慢性疾病（成人病）死亡率居首位，20 世纪 80 年代后，由中风、痴呆等老年功能衰退、不可逆转病变引发的老年退化性疾病（老人病）不断增多。然而，以往的医疗服务提供制度是适合急性病患的制度，须立足于疾病结构的变化进行制度改革。进入 20 世纪 70 年代后，政府官员对上述变化已有所察觉。

宏观社会环境的变动、微观层面的机构管理问题都给医疗服务提供政策体系带来冲击。厚生省表明要对医疗服务提供政策进行根本性改革、对《医疗法》进行修订等。

三、医疗服务提供政策的转变与危机

日本的医疗服务提供体系的运作方式是以公立医院及保健所为服务提供主体，依照保健医疗计划进行疾病预防与健康管理。厚生省的"公共卫生模式"是指根据专业医师的自主判断构建以私立医院为主体的医疗服务提供体系，与日本医师会提倡的"专业化与自由"相对立。

不论是公共卫生模式，还是专业化与自由模式，在保健医疗提供体系中，量的扩大是政策的目标，这也是两者的共识。长期以来，"促进服务型"在医疗服务提供政策中保持主要支配地位。例如，日本政府按照规定设立医疗金融公库、制订在每个县建立一个医科大学的计划、进行医学部生源扩招等。

然而，进入 20 世纪 70 年代中期以后，经济高度成长期结束后的日本社会发生了各种变化，与"福利国家危机论"紧密相连的新自由主义、新保守主义的思潮席卷全国。不久，对政策直接产生影响的政要人士也深受其影响。以 1975 年《文艺春秋》2 月刊登的题目为《日本自

杀》一文为信号，保守派知识分子四处散播新自由主义的价值观。他们通过杂志投稿、出版书籍、提交报告等形式，批评因政府过多介入、社会保险费负担过重而患上"福利病"的西欧国家的福利政策体系，主张应再次审视家庭、社区、企业等民间救助主体的功能，提倡缩小政府规模。

之后，新自由主义的意识形态被归结为"日本型福利社会论"，与临调政治相结合，主要包括削减社会保障费、控制医疗费等重要的政策课题，原本以扩大福利为中心的官僚哲学的信奉者——厚生省官员也开始逐渐接受日本型福利社会论的基本观点。

然而，医疗制度的供给迟早会因人口老龄化社会的到来趋于饱和，20世纪70年代中期厚生省官员已认识到这一事实。此时，通过控制病床数量来控制医疗服务供给，从而控制医疗费增长的做法得到进一步推广。厚生省的医务局局长佐分利辉彦在接受采访中提出，"日本的医院、诊疗所处于总数及病床数供求过剩的状况，跨入了必须采用某种形式加以限制的阶段"。1977年，厚生白书中详细地介绍了法国以医疗计划为基础限制私立病床的做法。可见，厚生省内开始摸索并引进直接限制措施来改变"促进服务型"医疗服务提供政策。因此，促进服务型政策的推进遭遇危机。

另外，在经济高度成长期以"促进服务型"为基准的医疗服务提供政策，使进入低成长期的日本面临严峻的财政问题。在控制诊疗服务报酬、医生人数急速增长的背景下，民间对医生收入享受税收优惠的批评不断。在经济社会环境不断恶化的过程中，医疗服务提供政策转变为"控制服务型"。

20世纪80年代初，在日本医疗体系中流传着"医院的冬季"这一说法。20世纪70年代末，医院设备的投资热潮带有提供过剩的苗头，1981年，由定额改定率计算的诊疗服务费用转变为以控制为主基调，供需平衡的崩溃导致医院收益恶化，1984年医院破产的数量创下最高纪录。另外，以德洲会医院为首的大型连锁医院快速成长，外国营利连锁医院的加入也即将到来，追求经营效率的连锁医院将席卷日本医疗市场。

实际上，在国会讨论中大型连锁医院与地方医师会之间的对立也被视为社会问题，同时地方医师会常年限制新医院的加入。1980 年，在公取会[1]公布了排除劝告后，希望出台限制开业新方案的医生会员不断增多。在医生会员的一再要求下，日本医师会答应将采取某种手段，推进"专业化与自由"，反对行政主导的法律对病床进行限制，但实际上却没有找到具体反对限制的手段。

其中，值得关注的是日本医师会的理念及政策方案，大多数来自誉为"武见哲学"（医师会原会长武见太郎）的思想，在武见巅峰时期，"专业化与自由"的理念在政治交涉的场合也发挥了极大作用。然而，随着时代的发展，靠这样的理想论将医生会员集合到一起非常困难，维护组织成员的权利这一利益集团的功能不过是束缚自身的东西。对于察觉到经营环境恶化、深有危机感的医生会员们来说，武见神话已经崩溃，基于专业化与自由的"促进服务型"医疗服务提供政策体系面临着正统性的危机。

四、医疗服务提供政策的网络变化

20 世纪 60 年代末，在日本医疗服务提供政策体系的形成和发展过程中，厚生省和医师会之间是尖锐的对立关系。进入 20 世纪 70 年代后，双方的关系至少表面上是和睦的。随着厚生省的医疗技师官在政策推进的过程中开始占据重要地位，他们和医师会之间开始形成专家共同体。

医疗技师官与事务官不同，所属的厚生省会倾向优先考虑专业化的医疗界作为行动集团。医疗技师官与医师会原本同属于医学（医疗）这一专业化领域，特别是在 20 世纪 70 年代以后，两者的关系变得比较密

---

[1] 公取会是公正取引委员会的简称，英文 Japan Fair Trade Commission，JFTC。它是日本行政机关中的一种，作为内务府的外部机构、内阁总务大臣下属的合议制行政委员会。

切。以 1972 年国会《医疗基本法案》提案为契机，对于该法案的各项条款，厚生省和医师会之间进行了密切座谈，医疗技师官考虑到医师会的意图，削减了中央统治的规定，构建了双方的协作机制。该法案被废除后，医师会也积极参与地方医疗计划的试行方案，这样，医疗技师官与医师代表形成的专家政策团体不断得以巩固和推进。

厚生省内医疗技师官地位的改变，以及他们与医师会的密切交流，是《医疗基本法案》废除后厚生省和医师会之间关系稳定发展的前提。而 20 世纪 70 年代专家政策团体的形成，促成了政策方向的转变，构成 20 世纪 80 年代医疗服务提供制度改革的基础之一。

与医师会明显对立的是社会党（现在的社民党）。在 20 世纪 70 年代，社会党与另外两个在野党（公明党和民主社会党）一起，高举"医疗社会化"旗帜，与医师会的"专业化与自由"相对抗。"医疗社会化"理论的主要内容是指强化公立医院这一医疗服务提供主体的地位，否定自由开业医疗制度，诊疗费用向固定报酬制转变，同时以保健所为中心构建疾病预防、健康管理的网络。这与医师会的理念基本相反。

但进入 20 世纪 80 年代后，这种高度对抗的局面被打破，厚生省（医疗技师官）与医师会以共同步调建立的政策方案，几乎就这样走向法制化。

1979 年，自民党在总选举中失利造成党内"40 日抗争"，保守派、革新派间实力均衡的出现，促成社会党、公明党、民主社会党三个在野党联合。当时，社会党的党内左派势力提出在野党联合的目标（包括共产党），同时党内右派势力察觉到中立政党开始右倾的危机后不断呼吁在野党联合。这样，1980 年社会党和公明党达成一致，它们共同成了社会党、公明党、民主社会党联合路线的主要成员。

1. 小泉政权的医改新方向——新自由主义改革的登台

2001 年 6 月，日本政府召开临时内阁会议，审议通过了小泉内阁提出的《今后经济财政运营及经济社会结构改革的基本方针》（简称《骨太方针 2001》）。具体包含的医疗改革内容涉及三个方面：允许股份制公司经营医疗机构；允许混合医疗（包括保险医疗和自费医疗）的自由使用；允许医疗机构和保险方直接签约。

第一，医疗与社会保障改革的三个版本。

伴随着《骨太方针2001》的出台，日本政府的医疗改革方向一分为三，一个是凭着对美国社会和"小政府"的理想化憧憬，在医疗领域引入市场机制，最终将导致全民医疗保险体系解体的新自由主义提倡的改革版本（经济部门、财政界主导）；另一个是维持现行国民医疗保险制度的大体结构，缩小和降低社会医疗保险的支付范围和水平，将医疗保障制度重组为公私二元结构制度的改革版本（厚生劳动省主导）；还有一个是维持全民医疗保险体系，扩大国民医疗总费用的改革版本（医师会及医疗团体主导）。在二木立的研究中，将其称为"医疗与社会保障改革的三个版本"（这里仅限于以医疗保险改革为讨论对象）。

第二，新自由主义医改版本登台的三个理由。

21世纪初，带有新自由主义色彩的医疗改革版本登台的三个理由如下：

首先，日本的大企业和经济部门将医疗与福利领域看作21世纪的朝阳产业，作为日本经济摆脱低迷状态的出口之一，期待能够参与其中的建设；其次，因为经济与企业活动的国际化及美国经济的一枝独秀，人们把美国式市场机制看成经济领域中的世界标准，这样的认识也影响到医疗和福利领域；最后，1996年厚生省的两大医疗丑闻，让厚生省中一直居于指导地位的官僚精英大受打击，厚生省的政策制定及实施能力大幅减弱。

2. 新自由主义医改遇到挫折

五年半的小泉政权（2001年4月—2006年9月）期间，围绕着新自由主义医疗改革的是与非，政府及体制内外进行了持续激烈的论争。然而，《骨太方针2001》包含的医疗改革的全面实施遇到挫折，只有限定的一部分内容最终在政府及体制内外达成一致。

第一，否定股份制公司经营医疗机构的全面开放，只有在政府认可的"医疗特区"才能开展自由诊疗及高额治疗。股份制公司设立的医疗诊所只有一所。

第二，否定混合医疗的全面开放，通过导入"保险外兼用疗养费制度"，放开部分混合医疗。实际上和原来的特定疗养费制度相差无几。

第三，保险方和医疗机构直接签约在制度上虽然被允许，但仍附加了苛刻的条件。没有直接签约的实例。

3. 新自由主义医改方案全面实施受挫的原因

新自由主义医改方案全面实施受挫的原因主要有两方面：首先，在经济方面，实施新自由主义的医改方案，扩大企业市场的同时，医疗费（总医疗费和政府负担的医疗费）将会急剧上升。这与控制医疗费的"国策"是相悖的，也可以称为"新自由主义医改本质上的矛盾"。具体来说，结合高所得国家的医改经验及医疗经济学的实证研究，以下事项可以得到确认：（1）营利医院比非营利医院易增大总医疗费用，导致医疗质量下降。（2）为了全面开放混合医疗，必须普及商业医疗保险。因为从道德风险的角度来看，社会医疗保险的普及容易诱发就诊行为，会加大总医疗费和政府负担的医疗费。（3）因保险机制的强化，医疗保险的事务管理费会进一步增加。

因此，部分学者认为，厚生劳动省持续反对新自由主义医改方案的最大理由是发现了"新自由主义医改本质上的矛盾"。相反，新自由主义派的官员们（多为经济部门、内阁府的研究人员）只是单纯地认为引入市场机制就能降低医疗费。

其次，在政治方面，多次全国舆论调查都显示，绝大多数日本国民更倾向于平等的医疗，而支持混合医疗的仅占 10％～20％。另外一个政治理由是来自医师会和医疗团体的反对意见。

4. 新自由主义医疗改革背景的淡化

上述"21 世纪初新自由主义医疗改革方案登台的理由"的影响力逐渐变弱。例如，随着日本经济的恢复，日本大企业及经济部门参与医疗与福利领域的积极性下降；随着部分美资知名企业因粉饰财务报表及不正当交易的丑闻爆发而相继破产，业界对美国式市场机制的信赖下降；厚生劳动省自安倍政权更迭后权力恢复，经济部门及内阁意图介入医疗改革立法愈发困难。

以上评价仅仅立足于对现实中的医疗改革及政策框架的思考，规制改革会议中新自由主义派的团体及研究者们至今仍未放弃全面实施新自由主义医疗改革方案。今后，政府及体制内外的对立仍将持续，各种妥协与协调都有可能发生，尽管新自由主义派取得了一定胜利，却没有真正完全将市场机制导入医疗领域。

5. 小泉政权的控制医疗费政策及评价

小泉政权的医疗改革并不是单纯的新自由主义思潮的改革，还延续了传统的控制医疗费政策。

第一，20 世纪 80 年代后传统的控制医疗费政策的特征。1980 年以后，历代自民党政权一直持续推行控制医疗费政策。而明确将这一政策直接实施的是 20 世纪 80 年代初期的"第一次保险与医疗改革"。改革初期，日本的医疗费水平（医疗费与 GNP 的比值）与欧洲各国相比处于相当低的水平，即使进入 20 世纪 80 年代后还进一步下降。因此，有学者将其称为"世界第一"的医疗费控制政策。而控制医疗费的方法重点是将实际发生的医疗服务费用固化，并与医疗机构的强化管理相结合。而中曾根政权推进的临调行政改革路线打着缓和规制的旗帜，实际则是厚生省在医疗费控制政策上沿用了一贯使用的规制强化。

第二，"世界第一"严格控制医疗费政策的强化。小泉政权在 21 世纪初加强了传统的控制医疗费政策。具体措施是 2002 年通过修订《健康保险法》，提高保险的个人负担比例（20％～30％），首次降低医疗服务费用，推行《医疗保险制度改革相关法》。

《医疗保险制度改革相关法》涉及的是保险与医疗的综合性改革，从 20 世纪 80 年代初"第一次保险与医疗改革"到小泉政权强化控制医疗费政策，已历经二十多年，其中一部分内容被称为"根本性改革"。各种各样的制度改革往往是以往政策的延长线，为了控制医疗费，从医疗保险制度和医疗服务提供制度两方面推行强化规制。从医疗经济学的角度来看,《医疗保险制度改革相关法》的两大支柱——生活习惯病对策与缩短平均住院天数对策的医疗费控制效果还没有得以验证,不排除这些对策会使医疗费增加的可能性。

第三,严格控制医疗费政策的效果。通过实施严格的控制医疗费政策,日本成为 G7 国家中医疗费支出水平最低,患者负担比例最高的国家。

这样,全民医疗保险体系从边缘部分开始崩塌,同时还出现了部分没有医疗保险的人群。2006 年以后,以急救科、妇产科、小儿科为中心的医疗供需失衡危机逐渐成为社会问题,在各大新闻报道中屡有曝光。其根源可以追溯至 20 世纪 80 年代后的"世界第一"的医疗费控制政策、严格控制培养医生数量的政策。

第四章 日本全民医保体系的变革加剧

安倍政权推进的医疗改革将会引发日本全民医保体系的解体。本章将对其改革背景的政策延续性进行详细分析。

20世纪90年代以后，日本政府逐渐弱化在医疗方面的责任。一方面，长期控制培养医生的数量，医疗保险方面的国家财政责任持续减少，国民健康保险的保险费持续上涨。1990年以后的医疗改革以各种形式限制保险支付，如控制病床数、大幅增加患者的负担、对未缴纳保险费的地区进行保险给付的义务限制等。另一方面，市、区、村合并与地方财政改革则更是在长期经济停滞期间削弱地区的财政实力，继而引发医疗服务提供方面的困难。贫困范围的大幅扩大和长时间过重劳动的蔓延，造成了大量看病困难群体的出现。

安倍政权为了压缩医疗保险支付，对保险医疗的提供制度进行大规模的合理化、效率化改革。

第一节 全民医保体系的解体与国保的动摇

2013年，日本国会通过了《关于推进旨在确立可持续社会保障制度改革的法案》（简称《项目法》），明确了医疗、护理制度改革的流程。围绕地区医疗、护理服务的提供制度改革，国会在2014年又通过了《关于推进地区性综合医疗与护理体系的法案》（简称《医疗与护理综合确保法》）。

这次医疗保险制度改革的突出问题是市村级国民健康保险的地区化，即市村级政府成为国民健康保险的保险人，这是以1961年日本的全民医保体系为基础的。日本为何将如此重要的市村级国民健康保险地区化，本章节从本次医疗改革的意图出发进行论证与分析。

回顾以自民党为中心的政权的医疗制度改革历史，在此基础上，探讨至今仍在进行中的医疗制度改革、社会保障制度改革，其意图将逐渐明朗化。

围绕国民健康保险的讨论，首要问题是如何负担保险费。在保险费支付日益困难的情况下，出现了保险费滞纳家庭，由此引发了不少作为制裁措施——不发放资格证明书的事件。解决负担问题是国民健康保险的最主要问题之一。然而，国民健康保险的地区化与保险费的上涨紧密联系，这样的负担增加并非国家政策的真正意图。归根到底，国家通过保险费负担的增加来实现国民健康保险的地区化。

第二节　全民医保体系的三原则

全民医保体系是指无论何时、何地，任何人都能够使用保险证接受必要的医疗服务的体系。这样的体系包括三大原则与三个制度（保险制度、诊疗报酬制度、医疗服务提供制度）。然而，这样的原则与制度随着改革步伐的推进逐渐解体。

一、面向全民无条件发放保险证

在日本，国家必须面向全体国民发放医疗保险证，保障其具有享受公的医疗保险的权利。国民须全部加入医疗保险（强制加入），国家具有对全体国民提供医疗给付的义务。为此，政府掌管健康保险、国民健康保险、健康保险共济组合，与以职域为中心的健康保险等多种制度分立，但在国民没有加入其他医疗保险的前提下，可以通过居民证所在的市町村加入国民健康保险。因此，市町村的国民健康保险是全民医保体系的基础。

二、全国统一的支付保障水平

虽然凭借保险证保障个体接受医疗诊断的权利，但这并不意味着国民能够接受医疗保险的给付。无论是谁，在拥有接受无差别平等高质量的医疗供给权利的同时，必须与其实际能够获得的医疗状态相联系。国民健康保险是市町村构建的保险制度，原本不应该出现因居住地差异而导致国民能够获得的医疗存在不同的现象。这就要求必须具备提供全国统一支付水平的结构，即诊疗报酬制度。诊疗报酬是指由医生向患者提供医疗服务，由保险支付的报酬。而保险内的有效医疗是指国民健康保险所提供的保险范围内的医疗。一旦诊疗报酬由各地区分别提供，那么因为居住地不同，保险内的有效医疗项目可能出现差异，患者面对的诊疗价格也会不一样，这样就谈不上无差别平等的医疗保障制度了。同时，保障国民获得医疗的机会也非常重要。假如身边没有必要的医疗机构，保险证、诊疗报酬也就无关紧要了。

三、必要充足型的给付保障

所谓"必要充足"，是指对必要的医疗项目进行必要的保障。必要的医疗是以全部能够用保险支付为前提的。当然，通过保险提供的医疗并非是无限制的。假如医生做出判断"为了守护你的生命，真的需要全部的医疗"，可能出现"保险能够支付的只有80％，剩余的需要自己支付，如果自己不购买就得放弃"这样的情况。最终，是否有足够的金钱支付剩余部分造成获得医疗的差别。因此，医疗制度的结构设计必须以生命面前无差别平等对待为目标。

第三节　全民医保体系的崩塌

——新自由主义改革阶段

具有上述优势的日本全民医疗保险体系目前正面临解体危机。正如前文所述，国民健康保险的地区化是全民医疗保险体系濒临解体的推手之一。当然，这不是某一天骤然降临的，而是与历史政权连续实施的制度改革紧密联系。因此，回顾迄今为止的制度改革历程及将来的发展方向至关重要。

表 4-1　全民医疗保险体系建立后的医疗制度改革历程

时间	全民医疗保险体系建立后的医疗制度改革历程
1961 年	建立全民医疗保险体系
1963 年	消除诊疗报酬地区差异
1965 年	废除三年疗养支付期的规定
1973 年	设立老年人医疗费免费制度（福利元年）
1978 年	提出另设老年人医疗制度的想法（官员小泽辰男）
1981 年	设立第二次临时行政调查会
1983 年	实施《老年人保健法》
1984 年	修订《健康保险法》（被保险者 10％的自付比例；创建退休人员医疗制度；特定疗养费制度）
1985 年	第一次修订《医疗法》（医疗计划中导入病床规制）
1986 年	老年人对策推进本部报告
1987 年	国民医疗保险综合对策本部中间报告
1988 年	社会保障现象（医疗保险 80％支付）
1992 年	修订《健康保险法》（政府掌管健康保险国库负担比例下调）
1992 年	第二次修订《医疗法》（病床功能分化——特定功能医院，疗养型病床）
1994 年	修订《健康保险法》

续表

时间	全民医疗保险体系建立后的医疗制度改革历程
1995 年	社会保障制度审议会劝告《社会保障体制再建》
1996 年	桥本六大改革
	医疗保险审议会基本问题探讨委员会《关于今后医疗提供体制的发展趋势》
	医疗保险审议会报告《今后的医疗保险制度改革》
	关于社会保障结构性改革方向的中间总结
	第三次修订《医疗法》
1997 年	修订《健康保险法》（被保险者 20％的自付比例）
	《21 世纪的医疗保险制度——医疗保险与医疗供给体制的根本性改革方向》（厚生省）
	《21 世纪的国民医疗——确保优良的医疗与全民医保体系的方针》（医疗协议会）
1998 年	关于老年人的新医疗保险制度的方向
2000 年	第四次修订《医疗法》（病床区域再编）
	实施《护理保险法》
2001 年	小泉政权结构性改革
2002 年	修订《健康保险法》（老年人一部分负担采取完全固定比率）
2003 年	修订《健康保险法》（被保险者 30％的自付比例）
2004 年	官员达成一致（放开部分混合诊疗）
2005 年	《医疗制度结构改革试案》（厚生劳动省）
	《医疗制度改革大纲》（政府、与党）
2006 年	《医疗保险制度改革关联法》（地区性医疗费调整计划，医疗计划的四疾病五计划；特定健康审查；后期老年人医疗制度）
2008 年	社会保障国民会议，创设后期老年人医疗制度
2009 年	组建民主党政权，召开安心社会会议，强化社会保障功能与消费税增税
2010 年	修订《国民健康保险法》，提出广域化方针

续表

时间	全民医疗保险体系建立后的医疗制度改革历程
2012 年	自、民、公三党取得一致，回归民主党的结构性改革
	《社会保障制度改革推进法》，社会保障观的改变，自助、互助论
2013 年	组建安倍政权，再次启动混合制/结构性改革
	《社会保障制度改革国民会议报告》，川上、川下一体改革
	《社会保障制度改革程序法》
	日本再兴战略，健康、医疗战略
2014 年	《医疗与护理综合确保法》（病床功能报告，地区医疗现状，护理保险改革）

下面将制度改革分为四个时期，其中重点关注日本医疗、社会保障制度在结构性改革前后质的变化。

一、第二次临调行政改革时期的医疗、社会保障制度改革

1981 年，铃木内阁设立了第二次临时行政调查会（简称"第二次临调"），可称其为"减少公务与抑制社会保障的行政改革"。改革理念为"有活力的福利社会""加大日本对国际社会的贡献"，大力推进此次改革的是 1982 年的中曾根政权。第二次临调行政改革路线下的医疗、社会保障制度改革是对福利、教育领域中不断增长的财政预算实行紧急刹车。早在 1975 年 12 月，社会保障制度审议会的建议就指出，减速经济下，对于避免高福利高负担这一事实有必要获得国民的认可。

在此之前的改革历程中，从全民医保体系的建立到福利元年，医疗、社会保障制度不断完善，量的扩充逐渐普遍，导致给付水平不断提高。然而，随着经济高度成长期的结束与经济危机的到来，日本开始步入抑制医疗、福利支出的方向。第二次临调行政改革与"连续增加负担"的政策转折紧密联系。因此，该时期可称为日本结构性改革的萌芽时期。

二、桥本六大改革时期的医疗、社会保障制度改革（地方分权与护理保险制度）

1996 年，桥本内阁的诞生意味着日本政坛步入了结构性改革时期。桥本行政改革的一连串内容是当今日本结构性改革的出发点。之后的小渊内阁行政改革的两大标志性事件是先后通过了《中央省厅等改革基本法》（1998 年）与《地方分权一括法》（1999 年）。特别是医疗制度的结构性改革是地方分权改革中各个自治体出现的新状况，改革提案仅仅是被实施。这样的地方分权改革一方面扩大了各自治体的"裁量权"，另一方面中央给地方的补助金、地方税收持续减少。以财政条件为例，在"以自治体为中心"的行政精简化、效率化的结构性改革中，国家将与国民生活直接相关的医疗、福利领域的基础设施提供、制度构建与运行责任向地方政府转移。这样的围绕政府提升效率，以外交、军事、金融经济等为中心的综合改革确立了"小政府"的方向。国家结构性改革是桥本六大改革的支柱，即社会保障制度的结构性改革。

桥本政权在社会保障制度改革中，创设了护理保险。因为将其命名为"公的护理保险"，它便与全民医疗保险体系紧密联系。任何人一旦获得保险证，就能够得到必要的护理服务。当时，抱着这样期待的人很多，然而现实是期待的破灭。

护理保险制度的创设主要有以下目的：第一，缩减老年人保健制度所需负担的医疗费。从原来的医疗保险支付转为新的护理保险支付。第二，原有的措置制度[1]解体。第三，引入高度市场化机制（由民间营利事业主体提供服务）。这样设计而成的护理保险制度实际上是与医疗

---

[1] 措置制度是日本社会福利服务的提供方式之一。原来的日本社会福利服务是通过措置制度实施的。即县、市、町等各级政府的行政部门根据法律规定对照个人福利服务的必要性，审核决定对个体提供必要的服务项目。各行政部门往往通过第三方服务组织进行指定性业务委托。一般流程是个人提出申请并接受审核，在费用方面，除了政府的财政税收负担以外，申请人也要根据本人及其抚养人的收入等级所对应的不同比例支付一定费用。进入 20 世纪 90 年代以后，措置制度逐渐解体，转变为以市场机制为主的契约制度。

保险制度始终贯彻的全民医疗保险体系的原理与原则相违背的。

（1）否定了全民皆保险的三原则。

其一，保险证并非无条件发放。护理保险虽然是强制加入，但对于被保险者而言，保险证的发放是申请主义。这意味着护理保险制度并非是国家责任的护理保障，也不再是个人权利的护理。

其二，与所谓"必要充足"的支付保障相距甚远。即使发放护理保险证，护理服务的获得仍必须以"必要的评定"为前提。一旦被认定为自立，则无法获得护理服务。即使被认定为"要支援""要护理"，也必须接受"认定判断"，根据认定结果设定支付的上限。这样被限定的护理保险，适用范围非常有限。另外，护理保险提供的服务从一开始就限定了范围，超过这一范围的需求不得不通过自费购入。在医疗保险中，医生以其专业性判断患者是否需要接受必要的治疗，选择的服务原则上是设定范围内的，而护理保险采用的是与其截然不同的形式。

其三，"统一支付"引发的漏洞。1963年，在诊疗报酬中被消除的地域差转移至护理报酬，"一物一价"问题再次抬头。

（2）不是实物，而是通过现金购买服务。

在护理保险制度中，将提供的服务明确定位为个体自行购入的商品。这表明，护理保险支付的并非是实物，而是购入护理服务的费用。看起来像是实物，那是因为服务费是由服务方进行代理接受的。获得护理服务的权利无形中转化为作为消费者支付金钱的权利。所有人能够获得护理保险的权利的思想，从制度设计上来看是有缺陷的。

（3）扩大市场、开拓营利事业参与护理服务产业的路径。

提供护理服务的主体，从以前的社会福利法人和医疗法人，拓展到民间营利事业主体。根据前文提及的限定支付的结构，一旦发生了保险支付范围内无法满足的需求则全部转移至民间企业，那样护理保险外的市场则主要指向高收入群体。

（4）封闭的会计系统。

护理保险以保险者为单位对应给付量自动生成保险费（给付与负担

完全挂钩的制度）。护理保险的财政来源为国家、地方自治体、被保险者的个人负担，三方承担的比例是固定的，原则上在护理保险的特别财政投入之外没有其他财政投入，属于封闭的财政系统。保险者每三年为一期预定给付，根据此时不同保险者所处的不同护理状态决定保险费。这样，以市町村为单位预估的护理服务量一旦跟前期比有所增加，那么保险费也会自动随之增加。而此前积累的财政安定基金可以以借贷的名义弥补财政赤字。这个借贷在下一期与保险费一并返还。即给付与负担的关系是明确联动的结构，这样的设计思路更接近民间保险。

这样的护理保险被当时的厚生省称为"前台赛跑"，其性质否定了全民皆保险的原则，即使将部分问题转移至医疗保险制度，也需要引起警惕。

桥本结构性改革不仅涉及老年人福利领域，还包括：2001 年将《社会福利事业法》更名为《社会福利法》；在《残疾人福利法》中设立支援费制度；修订《儿童福利法》（1997 年），从原来个人负担几乎为零的行政性儿童福利保障向实施保育的方向转变。

另外，当时的厚生省及政府、与党[1]提出了医疗改革的重要方针：《21 世纪的医疗保险制度——医疗保险与医疗供给体制的根本性改革方向》（1997 年）与《21 世纪的国民医疗——确保优良的医疗与全民医保体系的方针》（1997 年）。其中，护理保险之后，政府及与党又提出了"医疗保险制度的根本性改革"。

在这些方针中，"医疗费增长与经济增长"之间的不均衡状态被视为问题所在，强调在医疗保险制度与医疗服务提供制度两方面有必要进行改革。为此，出台了增加诊疗报酬的定额支付与调整医疗费中自付比例的方案，医疗机构的功能分化、长期住院及病床过剩现象的合理性、超高龄老年人医疗制度的创立也在改革内容之中。

然而，摈弃全民皆保险原则的桥本改革案最终没能被实施贯彻，真正推进的是小泉政权。

---

[1] 这里的"与党"是指日本的执政党。

三、小泉政权时期的医疗、社会保障制度改革（都道府县的医疗费抑制措施）

2001 年，日本政坛组建了小泉内阁。桥本政权结束后，健康保险的个人自付比例提高到 30%。自第二次临调行政改革以来，以增加个人负担为主线的制度改革逐渐推进，小泉政权不仅面临桥本政权的剩余课题，也开始大刀阔斧推进国家层面的医疗制度的根本性改革。

1. 完善医疗保险制度体系与重建诊疗报酬体系

小泉政权背景下，厚生劳动省推进的制度改革方向为"完善医疗保险制度体系"和"重建诊疗报酬体系"。厚生劳动省的改革案指出，现在的医疗保险制度以地域、职域为基础，根据保险者分为不同类别。有的保险者规模小、不稳定，各保险者之间存在一定差距。老年人医疗费上涨速度超越了经济增速，给保险财政造成的压力不断增大，必须解决这一难题。在此基础上，"建立与经济状况保持均衡的保险制度，确保给付与负担的公平，以实现高质、高效的医疗"这样的基本想法，以及整合医疗保险制度作为制度改革的方向被不断提及。

在这样的整合方案中，一元化意味着以各都道府县为单位的一元化。而医疗保险制度的一体化只是全国各市町村级行政组织的要求，并非是本次厚生劳动省的改革立场与方向。尽管政府掌管健康保险是全国统一制度，但在保险经办及细致地对应被保险者的服务等方面难以体现医疗费的地区特征，基于这一点厚生劳动省的改革案极力否定了全国医疗保险制度的一体化。因此，厚生劳动省提出不应以全国为单位，而应以都道府县为单位进行保险者的再编与整合，并以此为契机列举了"各都道府县应编制各自的医疗计划"和"医疗服务在大部分都道府县中的实施情况"。这样的改革案中所谓的保险者再编与整合，意味着不仅是国民健康保险，政府掌管健康保险与协会掌管健康保险也要尽可能地成为地方保险，甚至后期老年人医疗制度改革也被提上日程。

上述改革案是与当前国民健康保险都道府县化直接相联系的制度改

革方案，也决定了目前日本医疗制度改革的方向。

2. 后期老年人医疗制度与都道府县医疗费抑制路线

厚生劳动省改革案中的一元化与日本当前的地方分权改革背景紧密联系。地方自治体不得不作为结构性改革推进主体的理由是地方分权。在医疗领域，地方自治体是推进"与经济状况保持均衡"的医疗政策的主体，即抑制医疗费的推进主体。其中决定医疗计划的是都道府县。

1985 年修订《医疗法》以后，都道府县通过编制医疗计划成为医疗政策的供给者。可见，小泉政权的结构性改革是通过都道府县的途径推进各自医疗费的管理与抑制来实现的。

为此，小泉政权颁布调整了以下法律：《确保老年人医疗的相关法律》《医疗保险制度改革关联法》。作为改革对象，医疗费增加的主要原因来自两个方面——入院医疗费与生活习惯病。

其中，影响医疗制度可持续发展的因素之一是入院医疗费的增长。其主要原因是老年人的住院问题。废除或减少疗养病床数，以及单独创立（超高龄）老年人保险制度能够较好地抑制老年人的医疗给付。

生活习惯病可以通过适度的健康管理预防，同时有必要从个体的青年时期开始进行健康管理。这样前往体质健康检查中心进行体质健康诊断、健康诊断指导进一步被制度化，但对于很多并没有如期去健康诊断的被保险者而言，投入的财政资金被浪费。

3. 特定健康诊断与特定保健指导制度

作为改革的具体内容，有必要涉及特定健康诊断与特定保健指导制度。

随后，日本政府动员媒体加大对健康自我责任论的宣传。健康自我责任论的最直接体现是：废除基本健康检查（市民健康检查）制度，创设保险者的特定健康诊断与特定保健指导制度。

之前，以"早期发现、早期治疗"为口号的基本健康检查被暂停，各市町村的公共卫生措施中导入了需要保险者配合的特定健康诊断与特定保健指导，其口号是"早期介入、配合行动"。比起人们的健康，政府似乎更重视控制医疗费。因此，健康便成为国民的义务。这对地方的公共卫生、医疗保健措施产生了巨大影响。原因在于原本通过基本健康检查，市町村政府可以发现困扰居民的健康问题，为改善居民的健康状况做一定的尝试性改革。然而，转变为"保险者"的身份后，市町村政府不得不采取各种控制医疗费的措施。于是，各地方自治体的公共卫生措施呈现出全面后退的局面。

另外，根据特定健康诊断与特定保健指导的实施率计算后期老年人援助金的做法逐步制度化，从而引发了"接受健康诊断的被保险者更为集中的地方自治体相比之下更加引人注目"的现象。这样的医疗制度不断强化"健康是自我责任"的主张。

4. 后期（超高龄）老年人医疗制度

在《确保老年人医疗的相关法律》基础上形成的后期老年人医疗制度，引发了呼吁废除该制度的运动。作为老年人，他们非常愤怒，矛头直指"年龄区分"和从养老金中扣除保险费的收缴制度。然而，这一制度自身无法逃避的是，运营主体是都道府县地方联合这一特性。这样的财政结构是护理保险型，"国家出资 50%、年轻人（74 岁之前）出资40%、被保险者（75 岁及以上）出资 10%"这样的负担结构定率化后，导入的是给付与负担完全联动的制度（即封闭性财政构造）。

同时，老年人保健制度时期没能完成的资格证明逐渐制度化，对特定的老年人发放资格证，开始强调给付与负担的公平问题，甚至于为75 岁及以上的超高龄老年人设置了专用的诊疗报酬点数（之后又废除）。

5. 都道府县医疗费调整计划

后期老年人医疗制度的地方联合是由各市町村级部门主导的，而不是都道府级部门，但政府推行的却是由都道府县主导医疗适度化计划。《确保老年人医疗的相关法律》明确提出"都道府县医疗费调整计划"。这是明确提及都道府县为医疗费调整策划主体的计划。作为五年一期的规划，第一期（2008—2012 年）与第二期（2013—2017 年）已经结束，现在正处于第三期（2018—2022 年）的中间时期。第一期的计划中有两大支柱：（1）作为推进维护居民健康的目标，包括特定健康诊断与特定保健指导的实施率、体脂肪细胞超标人群的减少率；（2）作为推进医疗效果的目标，包括疗养病床数的减少与平均住院天数的缩短。这样设计是为了实现"费用调整"。计划执行中强调 PDCA，计划的实现情况、中间评价与目标的达成如表 4-2 所示。

表 4-2　都道府县医疗费调整计划（第一期的目标值）

项目	目标值	具体内容
特定健康诊断的实施率	70%	40—74 岁国民对象中的 70%（2012 年）
特定保健指导的实施率	45%	认定对象中的 45%（2012 年）
新陈代谢症候群的患者及疑似人员的减少率	10% 25%	与 2008 年相比逐年减少，2012 年减少 10%，2015 年减少 25%
疗养病床数量	动态数值	—
平均住院天数	33% 50%	将各都道府县的平均住院天数与最短的平均住院天数相比，2012 年两者的差距比 2006 年减少 33%，2015 年两者的差距比 2006 年减少 50%

这样的评价结果，是获得厚生劳动大臣认定的条件之一，即关于某都道府县区域内的诊疗报酬是否有必要与其他都道府县区域内的诊疗报酬进行差异化设置。例如，A 县为了设置独立的诊疗报酬，必须要对与其他县设置不同诊疗报酬的理由进行充分说明。[1] 即通过第一期计划期的业绩考核，47 个都道府县的医疗费总额，预估将从 2008 年的 34.5 兆日元增长至 2012 年的 39.5 兆日元，借助调整计划的实施，医疗费总额可减少 0.9 兆日元，降至 38.6 兆日元。而实际上 2012 年 47 个都道府县的医疗费总额为 38.4 兆日元，比预估值还降低了 0.2 兆日元。

取得这样的效果，有人认为可归结于平均住院天数的缩短。然而，缩短住院天数本身并不是医疗费适度化计划的内容，而是由以医疗诊断服务报酬政策为中心的其他策略引发的诱导性结果，因为原本的医疗费

---

[1]　根据《确保老年人医疗的相关法律》第 14 条，厚生劳动大臣根据各地区目标的达成与否，可以认定个别地区诊疗报酬与其他地区的差距。

适度化计划本身并不具备强制力。但这一举措从无到有，影响力由小到大逐渐显现，也成为今后改革的焦点之一。

6. 政权更迭，迈向调整结构改革的政治

2006 年，继修订诊疗报酬后导入了康复医疗的认定天数，这引发了部分医疗人员、病患的抵抗运动。因为他们认为，限制天数后，患者只能通过高额支付来获得康复医疗，这样的制度设计人为地提高了个人支付难度。在残疾人领域，从支援费制度到《残疾人自立支援法》的实施，因过于严苛的负担原则引发了不少当事者的呼吁与抗议。

在医疗与福利领域的结构性改革中，由限定康复医疗的认定天数、《残疾人自立支援法》的实施引发的愤怒，致使小泉政权退场后的安倍、福田、麻生政权频繁更迭，自、公联合政权沦为在野党。然而，在野党下台前，自、公联合政权下的结构性改革并未中止，随后上台的民主党政权也转为贯彻结构性改革的路线。这样，日本政坛的结构性改革自 2012 年的第二次安倍政权以后发展势头更为猛烈。

四、安倍政权时期的医疗、社会保障制度改革（都道府县分权与成长产业化）

民主党政权下台后，重返执政党的安倍政权在医疗及社会保障领域也大力推进结构性改革。安倍政权改革的基础是延续小泉政权改革中以都道府县为单位的医疗费抑制路线。安倍政权在此基础上进一步深化改革，"控制医疗费"与"医疗与护理成长产业化"成为改革的两大课题。

安倍政权下的医疗、社会保障制度改革分为以下两方面：

其一，以强化控制医疗与护理给付为目标，主要涉及医疗、护理两大保险制度与医疗服务提供制度的改革。这是民主党回归结构性改革路线时期提出的《社会保障与税制的一体化改革大纲》（2012 年 2 月）的出发点，随后分《社会保障制度改革推进法》（2012 年 8 月）、《社会保障制度改革国民会议报告》（2013 年 8 月）、《项目法》（2013 年 12 月）等若干个阶段进行。这些举措为国民健康保险的都道府县化埋下了伏笔。

其二，安倍政权的混合成长战略——医疗与护理成长产业化。在"日本再兴战略"（2014 年修订版）中，健康与医疗产业被喻为日本竞争力"新的增长引擎"，努力培育保险给付以外的护理服务产业与加快市场化，大力倡导将先进医疗领域的研究成果开发作为医疗体系的输出方向。

关于混合诊疗做出以下补充说明。在本轮医疗保险制度改革中，国民健康保险的都道府县化中混合诊疗范围的扩大成为改革焦点之一。所谓混合诊疗范围的扩大，是指保险外兼用疗养费制度中加入的"患者提出申请的疗养"。混合诊疗原指保险给付的医疗和保险不能给付的医疗同时存在的情况下，因个人的经济能力不同产生的接受诊疗服务的差异化，原则上一直被禁止使用。然而，实际上在"保险外兼用疗养费制度"中，随着未被纳入保险的先端医疗、"评价疗养"及包含病床差额费在内的"选择疗养（暂定名）"均被制度允许后，混合诊疗出现松动。

混合诊疗的松动归结于贯彻执行的成长战略。在"健康、医疗战略"中，是以支撑经济成长的"先端医疗的开发战略""创造新产业、新产业活力化战略"为目标。新药与新治疗法的开发需要足够的临床数据，临床实验是不可缺少的。成长战略中混合诊疗范围的扩大能够带来足够的临床实验数据。对于制药厂和医疗器械产业而言，保险外兼用疗养费制度中的"先端医疗"，实际上使通过公的医疗保险财政收集临床实验数据成为可能，混合诊疗范围扩大后，健康、医疗战略所追求的是研发资料与数据。同时，政府的规制改革会议于 2014 年 5 月提出了"选择疗养的新型混合诊疗扩大化策略"。这意味着，一旦患者与医生都同意，即使是海外认可但日本国内还没认可的新药也能适用于混合诊疗。之后，日本医师会等医疗团体、患者团体对其安全性无保障展开了一系列批判。最终，安倍政权的新混合诊疗解禁方案以患者本人提出申请适用疗养（暂定名）而告终。

所谓患者提出申请适用疗养，是指对先端医疗的适用对象外的患者提供的保险给付以外的医疗。这不仅是为了确保临床实验数据，还是面向混合诊疗全面解禁的第一步，同时更是成长战略的有效替代品。然而，混合诊疗包含"患者自身提出申请""还没有得到日本国内医疗体系认定的药品""被政府认定但又属于保险'使用范围外'的医药品在混合诊疗中也可以使用"这样复杂的内容。目前，有两种途径可考虑：一种是患者申请适用疗养后开始接受治疗。目前能够接受申请的是高等医疗机构——临床研究中级医院。如若申请同等医院，一般来说最短需要"6周以上"才能等到认定通过并接受治疗。另一种是面向所有的患者实施治疗，这里接受申请的是患者住所附近的医疗机构。接受申请的医疗机构再向临床研究中级医院申请，认定等待周期一般需要 2 周左右。今后，缩短审核周期与同时使用患者住所附近的医疗机构的混合诊疗将逐渐向常态化发展。

上述混合诊疗的发展历程充分反映了日本当前推进的医疗制度改革特质。即在成长战略下提及的医疗改革，最初的形式是过激的，但实际从厚生劳动省对具体提案的总结来看，相关措施落实得比较宽松。这是因为在促进产业化与抑制给付措施两者相互交织的政策及制度形成的过程中，在各省厅间的力量博弈及业界团体、运动团体的批判这样的政治背景下，其结果是不得不（在以不损政权本意的尽可能的可接受范围内）进行调整或者更换表达方式等。因此，更需要看清的是安倍政权所真正瞄准的制度与现实提出的制度之间存在的差异，以及对这样的政治意图保持清醒的认知与展开合理的批判。

1. 理念的转变

这次改革首先是理念的转变。在《社会保障制度改革国民会议报告》中呈现的内容如下：

第一，篡改了"社会保障制度"的定义。《社会保障制度改革国民会议报告》指出，日本的社会保障制度是由自助、共助与公助这样的组合构成的。这样的定义否定了社会保障结构中的国家责任。

第二，改变了"社会保险制度"的定义。《社会保障制度改革国民会议报告》重申了社会保险是共助的，明确了作为负担返还，给付的重要性。自日本建立全民医保体系后，社会保险制度是为了实现国家责任对医疗保障所采取的具体化手段（即无论是谁、在何处，凭借保险证可以接受必要的医疗）。然而实际上，市町村的国民健康保险，借助负担与给付的公平论，负担成为给付（提供医疗）的必要条件，这样扭曲事实、保险主义至上的观点不断增多。《社会保障制度改革国民会议报告》默认这样的现状，偷换概念，强化定义，由"强制加入"变为"互助"，政策诠释前后矛盾，事实上显示了社会保险的性质发生了改变。

2.《医疗与护理综合确保法》引发的医疗、护理服务提供制度的改革

对于医疗改革领域而言，首要是《医疗与护理综合确保法》促成的医疗、护理服务提供制度改革。这也被称为"上下游一体化的改革"。上游改革是以住院医疗为主，下游改革是以建立地区包容性护理体系为目标，包括对居家医疗、护理服务及生活支援服务的推进等内容。地区保健与社会福利也包含在内，主要以重建与开发地方资源为目标。

（1）上游改革——病床功能分化与地区医疗构想。

住院医疗改革的中心主题是病床功能分化。病床是为住院准备的床位，其功能分化是指将病床按照功能划分，即明确地区内不同医院的病床的功能。"功能划分"的想法最早是在20世纪80年代《医疗法》第一次修订期间提出的，由都道府县通过区域内的医疗计划推进实施，体现国家的问题意识。区域内的若干家医院，对于相同病症的患者可以提供一样的医疗服务，或者对于必须承担急性病治疗的医院，面向不是急性病的患者也让其住院。这样效率低下的医疗对于国家而言负担沉重。这一考虑正是当时划分病床功能的初衷。

2014年10月1日开始实施的病床功能分化报告制度是改革的第一步。各医院须向所在都道府县报告本院病床的功能分类，接受报告的都道府县随后编制所在区域的医疗规划（2015年以后），至2025年能确

定包括二次医疗圈内按功能分类的病床数，从而实现建立有效的医疗服务提供制度体系的愿景。对于国家而言，建立有效的医疗服务提供制度体系，不一定就意味着削减病床数的预期值。在国家的预测中，2025年一般病床数由 129 万个降至 103 万个（社会保障制度改革研讨会第十回）。

为了能把病床功能与住院患者类型准确对接，督促患者在早期转入更适合的病床或回家护理，其结果可以预见，即能够缩短轻症患者的平均住院天数。各地逐步实现这样的医疗愿景，将各都道府县建立的"地方医疗护理综合确保基金"加以活用，构建以居家医疗为主的地方包容性护理体系。

（2）下游改革——地方包容性护理体系。

下游改革是将上游的患者加以接受的环节，即构建地方包容性护理体系，也成了"居家医疗""医疗与护理合作"的强化版。通过护理保险制度，越来越多的地区委托医师会将"居家医疗与护理协作医疗"纳入包容性支援事务。一方面通过修订《护理保险法》，将判定为支援度 1 和 2 的人从保险支付的预防咨询、前往设施接受护理服务中剔除出去；另一方面通过法定形式将地方支援事业强制接纳过来。然而，这样的政策强化方向能否激发地方互助性社会资源的活力尚存疑问，更何况医疗与护理保障被称为国家的责任，但具体操作却缺乏充分的说服力。

（3）限制"谁都能使用"。

与病床功能分化共为表里的问题，即以后有可能会重视限制"谁都能使用"的资格。在《社会保障制度改革国民会议报告》中，当前全民医保体系的内涵转变为"必要时、在适当的场所，使用最少的钱接受适当的医疗"。甚至力求患者有效地不浪费地看病，尽可能地不住院，即使住院也要缩短时间，将住院诊疗向以护理服务为中心的居家医疗转移。在修订的《医疗与护理综合确保法》中，明确要求对国民提供"高效、优质、合理的医疗资源"，深刻阐述了病床功能分化的意义，并阐明了"对医疗要适度选择、接受适度医疗"的国民义务。2015 年，国会的医疗保险制度改革方案提出对没有转诊介绍的大型医院外来门诊导入定额负担，但这一措施受到诸多争议。

日本政府以病床功能分化为支柱，通过都道府县的医疗服务提供制度改革来抑制医疗费的增长。本轮的医疗制度改革可谓在规模、内容上都具备实质性转变。实现这样的地方医疗愿景与推动医疗与护理成长产业化共同成为改革的主要动力。除此以外，继非营利商会型法人的提法之后，关于各种参与其中的社会组织的属性探讨也在持续进行中。

五、医疗费总额管理与国民健康保险都道府县化

伴随着政坛的结构性改革，日本医疗制度的结构性改革日趋正式化。安倍政权开始采取全民医保体系逐步解体的相关举措。

以都道府县为中心控制医疗费的医疗服务提供制度改革不断推进，同样都道府县也承担了国民健康保险的财政责任。这样的改革核心是设立"医疗费总额管理制度"。一方面，减少护理保险对象，推进混合诊疗的扩大与限定医疗保险的范围；另一方面，通过公的保险将无法控制的需求放置于护理产业。这就是安倍政权所编写的剧本。

1. 修订都道府县的《医疗费适度化计划》

医疗费总额管理的提案是在 2014 年安倍政权召开的经济财政咨询会议中，由麻生太郎提出的。提案指出，面向平成 27 年的医疗保险制度改革，将都道府县的地方医疗愿景与整合后的医疗费水平及医疗服务提供作为目标，为了加快实现目标，要探讨调整医疗费的适度化计划。

主要观点如下：

(1) 将医疗费少的都道府县作为标杆。

(2) 标杆中加入各都道府县的人口构成要素，计算各都道府县的医疗需求。

(3) 针对实际的医疗费与计算的医疗需求之间相差的原因，通过明确诊疗报酬总数据，设定"合理的医疗支出目标"。

(4) 面向设定的目标，支出医疗费。

（5）作为保险者，同样实施设定支出目标的制度，配合达成率进行后期（超高龄）老年人支援金数值的调整，逐步推进医疗费的适度化。

为了精准算出"标准的医疗费支出"，专门调查会反复讨论。实际上，病床功能报告制度作为政府层面掌握病床功能、病床数等数据的系统，也是标准计算中的一环。

2. 以都道府县为单位的医疗保险愿景与医疗费总额管理

都道府县的医疗保险再编是在 2001 年老年人医疗制度改革中提出的。2001 年，在小泉政权提出的《骨太方针 2001》（《今后经济财政运营及经济社会结构改革的基本方针》）中，明确提出抑制不断增长的医疗总费用、重建老年人医疗制度等内容。在《骨太方针 2001》中，明确以都道府县为单位。随后，厚生劳动省、与党、日本医师会和保险者团体纷纷提出老年人医疗制度的改革方案，应该以都道府县为保险者的观点涌现。其中，又以"同一保险者内部调整"方案与"单独构建制度"的独立型方案之间的争论为主，而"抑制医疗费总额的增长"与"以都道府县为单位的医疗保险制度一体化"讨论也随之而来。可见，所谓的都道府县化是以医疗费总额管理制度为主的。对于国家而言，今后市村级国民健康保险的都道府县化，其目的还是建立以都道府县为单位的医疗费总额管理系统。

3. 直面地方保险的几种选择

都道府县化的推进过程并不仅仅停留于医疗保险体系中的国民健康保险。小泉政权改革中将政府掌管健康保险改为以协会为主体，其财政及运营都转为以都道府县为单位。后期老年人医疗制度也是以都道府县为单位的制度，即不仅是国民健康保险，整个保险系统都以地方保险为目标，国民健康保险只是其中的一环。

政府将通过以下若干方案逐步实现国民健康保险的都道府县化：

第一，后期老年人医疗的路线。即从后期老年人医疗制度着手，逐渐将国民健康保险全面都道府县化。

第二，财政一体化方式的路线。2010 年《国民健康保险法》修订后，都道府县提出了"广域化等支援方针"。原本每张超过 30 万日元的处方笺（医疗机构向健康保险组合提交的诊疗报酬明细）须从共同财源中进行支付的"保险财政共同安定化事业"的对象医疗费降为 1 日元以上，与 80 万日元以上的"高额医疗费管理事业"合并，实际上转化为都道府县共同承担的保险财政。

在废除了后期老年人医疗制度后，更替政权的民主党召开了新的老年人医疗制度改革会议（2010 年 12 月 10 日）。这一次的医疗保险制度改革方案是国家出台的最新案。改革案中明显带有在废除后期老年人医疗制度之后，将国民健康保险制度进一步都道府县化的色彩。

即使在财政一体化的方案中，也再次坚定将国民健康保险以都道府县为单位进行再编、医疗服务提供体制与医疗费总额管理一体化的改革方向，始终不变。

4. 医疗保险制度改革与国民健康保险的地方化进程

在以国民健康保险为中心的医疗保险制度改革中，厚生劳动省的社会保障审议会、医疗保险部会持续开展讨论，2014 年 8 月发布了《重建国民健康保险》，医改蓝图逐渐清晰。2015 年 1 月 13 日，日本政府在社会保障制度改革推进本部会议中公开了《医疗保险制度改革的主要框架》（以下简称《框架》）。

然而在改革案中，政府并未公开《医疗保险制度改革试行方案》（以下简称《试案》）。围绕这两份文件内容，进行以下梳理：

（1）与医疗服务提供制度改革一体化的都道府县化。

《框架》指出，要"构建持续发展的制度"与"完善全民医保制度"。对此，《试案》提出，作为改革背景及发展方向，医疗、护理服务提供制度改革的推进要与都道府县的功能强化整合，都道府县要构建发挥医疗服务提供与医疗保险运营自主性的制度体系，这表明医疗服务提供制度改革与国民健康保险的都道府县化更加趋于一体化。

（2）国民健康保险的稳定发展——应对结构问题与追加公费。

国民健康保险的稳定发展首先要应对其自身的结构问题。自治体方面提出需要中央政府加大公共经费。所谓国民健康保险的结构问题，包括低收入层较多、医疗费急剧上涨、收入中保险费占比过大等问题。由此产生的具体问题是，小规模的保险者易陷入财政危机，如果市町村不从一般财政收入中扩大法定收入外来源的话，保险费会增高。此次改革对如何解决此问题尚未达成一致意见。

《框架》中提到了"扩大保险者支援制度"，政府在实施一体化改革之后数次追加投入上千亿日元，并通过一定方式进行了资金填补。虽然中央财政投入了 3 400 亿日元，但其使用受到一定限制，这也导致了 2012 年度市町村的国民健康保险陷入年度财政赤字，因此政府提出了创设财政稳定化基金的建议。中央财政投入 3 400 亿日元后，都道府县方面认为"还不够"，医师会表示极力赞成，健保联方面则表示坚决反对。归根到底是因为追加公费的财政来源可能会增加超高龄老年人支援金的负担。

（3）国民健康保险改革的具体内容。

第一，都道府县是财政运营的责任主体。《框架》指出，平成 30 年后，都道府县成为财政运营的主体，承担国民健康保险运营的职责。而《试案》提出，对于小规模的保险者比较集中的国民健康保险而言，通过扩大公费支援，向都道府县转移财政运营责任，实现制度的稳定发展。都道府县的财政运营责任主体地位也得到再次明确。

第二，建立医疗费共同承担的财政结构。《试案》指出，围绕国民健康保险，构建由国家、都道府县、市町村共同承担的财政结构，国家通过公费支援来有效扩充和强化国民健康保险的财政基础，都道府县作为财政运营的责任主体，而市町村则根据都道府县的医疗费按照各自的医疗费水平进行补充支付。

第三，保险费以分担赋税方式确定。各市町村对应各自不同的医疗费水平是其中重要一环。为了实现国民健康保险的都道府县化与保险费的均等化，防止以往医疗费水平低、保险费低的市町村今后的保险费出现大幅上升，此次改革提出了"分赋金"方式。

《框架》明确提出，都道府县根据医疗费预算计划，决定各市町村"分赋金"额度，各市町村的分赋金额度反映了各市町村的医疗费水平与收入。（其中，都道府县决定各市町村的保险费率。）随后，市町村再向都道府县缴纳分赋金，保险费率确定后再向各保险者收缴。

可见，都道府县内的保险费率及其计算方法有统一化趋势。然而，《试案》还提出，各市町村保险费率的设定，根据地方实情，构建以都道府县为单位的保险费率统筹结构。而相关申请、提交各类证明的窗口业务由市町村承担。

（4）重建医疗费适度化计划。

总体而言，本次国保改革比预期要温和。但采用统一保险费率必然会引发个人负担增加、禁止法定外转账支付的问题。而由市町村负责保险费征缴、窗口业务，对于被保险者而言，办理国民健康保险的转移手续比较困难。对于医疗服务提供制度改革与医疗保险制度改革的关系有以下表述：

在《试案》中，医疗保险制度改革的基本思路是，通过实施《医疗与护理综合确保法》，由都道府县提出地区医疗规划，推进构建功能分化、地区包容性医疗体系。医疗保险制度改革方向与强化都道府县功能的方向一致，为了确保医疗费的适度化，强调都道府县必须构建能够发挥其自主性与主体性的医疗服务提供体系与医疗保险体系。此次国民健康保险改革的意图正在于此。

与《试案》相比，《框架》对于上述问题的记载极其简单。作为《医疗费适度化计划》的主要内容，各都道府县需要构建具有分化与连带功能的地方包容性医疗体系。改革将以实现地方医疗愿景与整合地方医疗计划为目标，国家将医疗费额度、医疗费的效率化使用等作为主要指标。这也是当前各都道府县对医疗费总额管理制度的态度。

《试案》提出，都道府县以实现地方医疗愿景与整合医疗费水平为目标，将推进高效、优质的医疗服务制度（包括缩短平均住院天数、仿制药品的使用率等）进一步法定化，分析实际情况与目标相背离的原因，讨论必要的措施。而《医疗费适度化计划》是为了将医疗计划、地方医疗愿景、护理保险事业支援计划三者整合，计划周期延至六年，每年须公布具体进度。加上保险者协会每年参与计划活动，通过呼吁保险者参与协助来强化计划的实效性。

（5）其他改革。

本次医疗保险制度改革的核心是通过都道府县的医疗服务提供与保险运营相结合，进一步抑制医疗费。除此以外，还附带有其他的一些内容。另外，国民健康保险公费投入的财政来源是分阶段导入的在职职工的后期（超高龄）老年人医疗支援金。而后期（超高龄）老年人医疗制度正面临修订，特别是其中的"保险费减免特例（最高减免达到90％）"，将在职职工的保险费负担封顶线由现行的 121 万日元提升至 139 万日元，这样收入增加的国民健康保险协会的国库补助金也要做阶段性的调整，还有医疗保险给付范围的调整、住院时餐补的负担变化等。其中，当患者没有医生转诊证明进入大医院就医时由个体定额负担的方案引人注目。这项内容也被称为混合诊疗的扩大方案——"患者自行申请疗养制度"。

（6）医疗费适度化与财政稳定基金。

医疗费水平这样的一个目标设定，与医疗费总额管理体系相比，略显温和。然而，都道府县的知事会在《关于再议医疗费适度化计划的紧急通知》中对设定医疗费水平的危害性进行了严肃评判。其中讨论中备受关注的是现行的医疗费适度化计划，目的是重新修订医疗费水平。而知事会的各种观点中也有如下表述："一旦设定这样的目标，医疗改革将走上孤立无援的独木桥，束缚都道府县的发展。"

目前，中央政府对都道府县的行政官员表态，即使不能达成计划目标，也不会设置标签差异化对待，但一旦修订医疗费水平成为目标，改革将会向医疗费总额管理的结构倾斜。

在审议会的讨论中，围绕制定标准化的医疗费目标，提出需要审视制定这样的目标到底会对制度设计产生多大的影响。其中还包含确认设立财政稳定基金的意图。

所谓护理保险与后期老年人医疗制度中的"财政稳定基金",是指用于弥补超过预期的保险给付的资金;对保险费征收不足引发保险财政赤字的情况,"没有必要从一般财源中进行财政填补",而是由市町村进行资金的借贷与支付。借贷的时候,下一个事业运营期间为了偿还保险费必将呈现累计计算。这些对于被保险者而言,给付增加的责任无法逃避。这样,都道府县化后的国民健康保险的财政结构,与后期老年人医疗制度一样,极有可能形成封闭的会计系统。

结果,都道府县通过开展医疗费适度化计划构建这样的封闭型会计系统实现对医疗费的抑制。其医疗服务提供制度体系也变为如何抑制医疗费的结构,小泉政权改革以后,各都道府县成为医疗费抑制主体,医改正式推开。

(7)分赋金方式与市町村。

同样成为主体的还有市町村。对于市町村而言,反映医疗费水平的分赋金,实则是国家强效的抑制性医疗政策的体现。一旦都道府县全体都开始围绕如何抑制医疗费展开行动,那么为了拉低市町村分赋金的努力只能等同于要求其发挥保险者功能。

小　结

日本的结构性改革从政治层面开始,逐步扩展到医疗领域。回顾国家进行医疗保险制度改革的内容,这样的事实逐渐清晰,为了让日本的医疗成为"无论是谁、在何处都可以安心接受治疗"的制度,的确有必要开展结构性改革。即便这样,也不能不遵守必要充足型的给付及全国统一的支付这样的全民医保体系的原则。

如前文所述,因国民健康保险的结构问题,即使相同年龄、相同收入、相同家庭人口数也会出现因所在地区不同而保险费不一样的情况,而这是与全民医保体系的原则相矛盾的。以都道府县为单位的财政运营范围不断扩大,保险费率达到相同时,医疗资源丰富的地区与国民健康保险直营诊疗所以外的医疗资源稀缺的地区的保险费率一样，这样合理吗？

国民健康保险的结构问题要真正得以解决，就必须向自立的方向转变。鉴于无法支付高额保险费的结构及其问题确实存在，基本上只能选择征缴与给付直接挂钩的基础性结构改革。

然而，本次医疗制度的改革通过医疗费的结构改革仍延续了全民医保体系解体的政策路线，只是推进了都道府县作为中心，且将市町村一起卷入的以地方自治体为主的医疗费抑制改革，而不能说解决了国民健康保险的结构问题。对此，已不仅是讨论都道府县或市町村（各级地方政府）的实施问题。必要的医疗需要有公的保障，这一财政责任应由国家承担。负担应是最低限度的每个人收入所对应的负担。

第五章　影响日本医疗保障制度
变革的主要因素分析

第一节　政权更迭中的医疗改革方案

为了应对人口老龄化的挑战，日本政府对社会医疗保险制度实施了多次改革调整。进入 20 世纪 90 年代以后，日本社会医疗保险财政出现了运营赤字。连续十余年的运营赤字使日本政府意识到必须对社会医疗保险制度进行彻底改革。

2000 年以后，日本又实施了一系列的改革。这些改革涉及医院床位分类、优先决策、促进循证医学发展、建立新的医生培训体系、加强卫生系统内部信息体系的建立和使用、促进急诊病人治疗和医疗服务的安全性等方面。建立独立的老年人医疗保险制度已经成为近年日本医疗领域最大的改革之一。2000 年开始，以 40 岁及以上的雇员为缴费对象的护理保险计划开始实施，这一制度在设计和实施之初就被赋予重要使命，能够有效地减轻医疗卫生的经济负担。同时，日本社会为老年人建立了一种独立的医疗保险，从尊重老年人和人性化管理及从根本上保障老年人身体健康来看，得到日本国民的普遍认同，也是日本医疗保险改革的必走之路。2001 年以后，减少政府规制、医疗卫生市场化成为日本医疗卫生体制改革的热点。将多家保险公司整合成一个保险集团也成为日本政府的主要改革目标之一。

一、小泉政权改革案的延续及部分调整

安倍政权在 2006 年 9 月登台，仅 1 年就下台了。一方面，安倍政权改革的主要框架继承了小泉政权的控制医疗费与社会保障费政策。2007 年 1 月 25 日，临时内阁会议在《日本经济的出路和战略》中提出，"今后 5 年内，关于医疗保险财政支付的内容与范围、医疗服务费用及药品费的支付方式需要重新调整"。另一方面，安倍政权对小泉政权时期过度抑制医疗费、护理福利费的政策进行了审查和修订。主要调整内容包含四个部分：调整 2006 年 4 月修订的医疗服务费用中护理康复的限定天数；放开 2006 年 4 月创设的护理预防事务的对象——"特定老年人"的选定标准；修订 2006 年 4 月护理费用中关于轻度需要护理人员禁止借用福利用品的规定；修订 2006 年 4 月实施的《残疾人自立支援法》中导致残疾人个人负担过重的"特别对策"。

当然，这些修订并非安倍政权主动推进的，而是因为小泉政权时期强行推行的控制医疗费政策过于苛刻，深受其害的患者和当事人纷纷抗议，这是在取得了国民和媒体的支持、理解后多方共同努力的成果。

二、新自由主义改革派的影响力下降

安倍政权的医疗政策改革引人注目的地方，体现在新自由主义改革派的影响力急速下降。安倍首相自己也曾戏称，"小泉首相是毒药，我是中药"，"残留的规制改革确实存在"，试图修正新自由主义改革路线。受此影响，在小泉政权时期推进的经济财政咨询会议、规制改革会议中的新自由主义改革的影响力急速下降。

在此期间的医疗改革讨论中，研究者八代尚宏（经济财政咨询会议民间委员）的言论转变也备受关注。他曾是"小政府"的急先锋，曾主张日本的社会保障制度改革应"参照以市场机制为原则的美国模式，并在此基础上加以改良"。

可是，这位委员在 2007 年 1 月出版的《迈向健全的市场社会的战

略——以加拿大为目标》一书中突然转变以往观点，做出以下解释，"在各种意义上，美国都在慢慢远离发达国家的标准，不适合作为制度参照目标，所谓'健全的'市场社会，加拿大模式更合适"，"在先进国家中，美国对国民不禁枪、不提供医疗保障制度，没有必要作为日本的榜样"。一系列的言论反映了即使在专家群体中，新自由主义思潮的影响力也已逐渐弱化。

结合日本医疗保险制度及与其改革相关的讨论内容，可以捕捉到日本医疗保障制度的改革大致呈现三个基本方向：医疗保险制度的初建时期形成的各种问题；后期老年人医疗问题；医疗服务费用体系的建立。应该说，每一个方向都是日本政府医疗改革的关键点。本章主要围绕前两个方向展开分析。

第二节　少子高龄化与经济低迷并存的
社会环境

根据联合国对老龄化的定义，65 岁及以上的人口比例超过 7％的国家可以称为"人口老龄化国家"。日本于 1970 年就已进入"人口老龄化国家"行列。1994 年，日本老年人人口比例上升至 14％，仅仅用了 24 年就跨入了"老龄国家"。2007 年，日本老年人人口比例上升至 21％，到 2019 年该比例达到 28.4％，老年人人口规模为 3 589 万人。据预测，日本 2040 年的老年人人口比例将上升至 35.3％，老年人人口规模为 3 921 万人。[1]相较于其他发达国家，日本社会人口老龄化速度惊人。2018 年世界银行调查显示，日本 65 岁及以上的老年人人口高达 3 476 万人，占日本总人口的 24.48％；75 岁及以上老年人人口已上升到日本总人口的 12.5％；年龄超过 90 岁的老年人人口已经突破 200 万人。

---

[1] 厚生劳动省. 厚生劳动白书（令和 2 年版）[EB/OL].（2019 - 12 - 01）[2020 - 10 - 02]. http://www.mhlw.go.jp/content/000684406.pdf.

在日本，与人口老龄化相继出现的是少子化现象。据厚生劳动省人口动态调查，日本若要保持现有的人口数量，其总和生育率（即妇女的平均生育人数）必须达到 2.1 人。但日本自 1975 年总和生育率跌破 2.0 人后，下降的趋势日益加剧。20 世纪 90 年代以后，日本的总和生育率大幅下降至 1.39 人（2006 年），到 2012 年也仅为 1.40 人。少子化趋势的发展导致日本 20 岁以下（全区间青年人）人口占总人口的比例不断下降，据国立社会保障与人口问题研究所的测算，到 2025 年这一比例将由 1997 年的 21.7％下降到 18.1％。

人口老龄化与少子化并存且社会环境变动加剧，日本的经济增长率（实际 GDP 增长率）近 15 年一直停留在－3％～3％这一低水平区间，2011 年为 0.2％、2012 年为 1.2％、2018 年为 0.7％、2019 年为 0.8％。老龄化社会、超老龄社会的到来，引发日本国民对社会保险制度持续性的关注。少子化的出现，意味着将来负担社会医疗保险金的中坚力量的总人口数量在减少，这给日本的医疗保险制度带来巨大的挑战。日本社会保障费用支出年年在增加，2010 年已达到 103 兆 4 879 亿日元的规模，其中医疗保险费用支出占 31.2％。

20 世纪 60—70 年代的制度统合论争、20 世纪 80 年代第二次临调行政会议中医疗服务提供政策的转型、20 世纪 90 年代后小泉与安倍政权医疗改革案的推行，是从制度的一元论到新自由主义思潮的影响扩散、淡化的过程。纵观三个特殊的历史时期，控制医疗费政策始终是历次医疗改革中最大的焦点。而这与制度外部所处的经济社会环境各要素所产生的影响密不可分。

第三节　公平与效率的平衡

日本的医疗保障为什么选择社会保险方式？2001 年，田中等人对社会保险的选择做出如下阐述：社会保险被广泛采用和接受的理由，主要是因为其具备的两面性与社会的价值观最为匹配。所谓的两面性，即等价交换与效率、自由的"保险原理"和社会连带、公平、平等的"扶助原理"。无论侧重于哪一面，都可以直接体现保险者的价值观。例如，倘若重视扶助原理，保险者对于参保人、制度、缴费与支付的差距会很难接受，在制度改革阶段一般会主张制度统一论、费改税等；倘若重视保险原理，保险者在选择商业保险时需要面临保险条件的门槛、支付水平的限制等问题。而制度发展的不同阶段及社会环境的影响又使医疗保障在公平与效率的侧重点上有所区别。

从微观层面来看，公平与效率的平衡代表着参保人、企业等参与方缴费与支付的对等及统一；从宏观保险财政的角度来看，当医疗制度选择社会保险形式时，医疗保险改革的关键点就逃不开保险制度财政收支的平衡问题。在日本医疗保险发展及改革的历程中，可以看到日本政府为了实现这一平衡所做的努力。为了促进和普及国民健康保险，将自愿加入改为强制性加入后，日本政府在 1951 年设立了国民健康保险税，用国库财政补贴国民健康保险的部分事务性费用。1953 年，国库补贴医疗保险财政支出上升为 20%，行政事务费用为 10%。在制度的初建阶段从制度间相互调剂到中央财政的公费负担支出不断增加，在制度发展期又转由地方财政承担主要支出，保持各制度间的收支平衡，这些财政支出的改变与调整，突出表现了日本政府在医疗领域国家主导地位及对制度间公平性的关注。当然，这也与日本国民重视制度公平性的国民意识密不可分。

以 20 世纪 60 年代的制度统和论争为例，回顾历史，1961 年的国民保险率为 100%，标志着日本实现了"全民皆保险·皆年金"的目标。从 20 世纪 60 年代到 70 年代，日本医疗保险制度改革论争的导火线是国民健康保险的财政危机。国民健康保险制度因加入人群的职业及年龄特点、制度设计等原因，在日本经济陷入石油危机时期的低迷状态后，随即出现了医疗保险财政的缺口。公平还是效率？实际上，这是一场建立在全民医保体系下因各医疗保险制度分立造成制度间筹资和支付存在明显差距而引发的争论。在这场以企业和专业人士为代表的利益争夺战中，政府表面上为双方提供了折中方案，让其进行协商解决，实际上仍然是优先顾全企业经营，而对于制度统合并未采取实质措施。

20世纪80年代的医疗服务提供政策转型，是市场原理在医疗保险制度中的尝试。在"实现有活力的福利社会"的政策理念中，"控制医疗费"是重要课题，不论是医疗保险政策还是医疗服务提供政策、卫生部门的重组及《医疗法》的修订在这个时期都发生了较大改变。从变化后的政策内容来看，政府已逐渐认识到控制医疗费也是医疗服务提供政策中的重要课题。该时期采用的政策手段既不是新自由主义改革中典型的"规制缓和"及"促进市场的自由化"，也不是允许股份制公司参与医院经营、放松广告规制等削减行政的介入，其最大的特征是引进并强化政府的直接限制。在这一过程中，专家团体与政府部门官员的协作为政策的具体实施提供了便利。

20世纪90年代后，小泉与安倍政权主导下的医疗改革仍然逃不出这个中心课题，无论是导入极度苛刻的市场机制，还是趋于缓和，在内忧外患的医疗保险制度改革中，公平与效率之间的摇摆不定表明了医疗保险制度是日本各政党之间相互攻击的工具，也是制度本身所涉及各利益主体之间博弈互动的结果。

第四节　老年人的医疗保障问题

据日本厚生劳动省推算，每个人一生的医疗费总额中，60岁以后的医疗费约占62%，60岁以前只占38%，也就是说，一个人医疗支出的高峰是在60岁以后。随着日本由老龄化社会跨入超老龄社会（老年人人口比例超过21%），为了解决日益增加的老年人医疗费用等问题，日本政府把老年人的医疗保健从一般人的医疗保险体系中剥离出来，形成了相对独立的体系。

20世纪70年代之前的老年人医疗是地方自治体针对老年人自己支付的医疗费用进行补助的福利事业，即措置制度。1973年是日本的福利元年，《老年人福利法》修订后，政府开始实施老年人保健免费制度。这样，无论收入高低，患病概率有差异的老年人都可以获得免费的医疗服务。其主要内容是 70 岁及以上的老年人原本需要自己负担的 30％的医疗费用由国家和地方财政负担。这一举措标志着老年人群体是日本国民中最早享受免费医疗服务的对象。但随之而来的道德风险、医院里漫长的治疗等问题频发，也造成了国民健康保险的财政支付压力过大。

1983 年，根据《老年人保健法》，老年人保健制度开始建立起来。超过 70 岁的一般老年人个人负担医疗费的 10％，有一定收入的老年人个人负担 20％，剩余部分由政府和保险机构按比例分担，其中保险机构的负担比较大，但政府会不时给予补贴以弥补其损失。这样较好地减轻了老年人的就医负担，使其顺利接受治疗。

根据日本总务省统计局《日本统计年鉴》的统计数据，2003 年以前随着日本老年人医疗给付对象数量逐年增加，老年人医疗费用也逐年上升。虽然 2003 年日本内阁会议通过了《医疗费用体系的基本方针》，将享受老年人保健制度的对象由原来的 70 岁每年提高 1 岁，到 2007 年提高到 75 岁，使老年人医疗给付对象数量及医疗保险费用的增长得到一定抑制，但人均老年人医疗费及老年人总医疗费占国民医疗费的比例依然呈上升趋势。

同时，继德国之后，日本政府在 2000 年实施了《护理保险法》，这是以 40 岁及以上的人为加入对象设立的长期护理保险制度。保险内容是为 65 岁及以上参保人群提供融合医疗、保健、福利的综合性老年护理服务，在专项医疗保健制度以外，从保险制度上进一步确保老年人健康的晚年生活，进一步推动和发展社区福利服务体系。

在制度层面以外，不能忽视的是保险对象的特殊性。无论采用哪种方式，医疗保险的对象是疾病。疾病中包含偶发的、明显不确定的急性病和因生活习惯、环境影响而慢慢积累后显现的慢性病。相较于前者，一般来说，慢性病潜伏、发病及治疗时间跨度大，用于支付治疗的费用也会比较高。为此，保险者可以通过日常开展一些以改善或增进参保人员健康为目的的健康活动（如健康检查及健康咨询等），从源头上改变日常生活习惯及从预防保健的角度来逐步降低疾病的发病率，最终可以达到调整保险费支出的目的。当然，在对待老年人的疾病特征、方式上，除了在制度、设计上为老年人量身定制以外，在医疗服务提供上也逐渐结合老年人发病的特点，有针对性地开展预防和保健活动。从医疗领域来看，针对老年人群体的医疗制度应进行合理设计与安排，尽可能将医疗与护理相结合。

第六章 中国医疗保险制度的
历史轨迹及特点

本章沿着医疗保险制度的横向及纵向发展两条主线具体展开分析和论述。首先，简要介绍中国医疗保险制度发展的社会经济环境——中国经济发展改革的进程，分别对城镇职工基本医疗保险、农村合作医疗、城镇居民基本医疗保险三个制度的主要发展及完善进行详细介绍。在此基础上，结合医疗保险制度改革的主要方向，将中国医疗保险制度的变迁分为两个时期：计划经济时期（1951—1978 年）和市场经济时期（1979 年至今）。然后，基于医疗保险制度改革中的三个重要年份，将市场经济时期的医疗改革细分为四个阶段：医疗保险制度的尝试阶段（1979—1984 年）、医疗保险制度的确立阶段（1985—1991 年）、医疗保险制度的发展与探索阶段（1992—2005 年）、新医改以后阶段（2006 年至今），并归纳各阶段的主要特点。

第一节　中国医疗保险制度建立的时代背景

中国医疗保险制度的建立与发展是在经济建设的基础上进行的。经济改革的不断推进为医疗保险制度的建立及发展提供了坚实的基础。应该说，医疗保险制度的建立及发展是伴随着中国经济改革的步伐不断前进的。

中国现代经济体制的形成，与中华人民共和国初期优先发展重工业的选择是紧密相连的。在财政紧张、国际环境险峻的背景下，为了改变中华人民共和国成立后经济落后的局面，政府选择了优先发展重工业的工业化发展道路，表现为资源高度集中的计划配置制度及生产要素和产品价格的制度安排。以渐进式改革为特征的中国经济改革大体分为三个阶段[1]：1958—1978 年的行政性分权改革阶段；1979—1993 年的增量改革阶段；1994 年至今的整体推进改革阶段。各个改革阶段的改革措施相互穿插，相互影响。

一、行政性分权改革（1958—1978 年）

1958 年，中国经济体制改革的重点是向各级地方政府放权让利。1958 年年初开始，经济体制改革主要从以下方面展开：下放计划管理权、下放企业管理权、下放物资分配权、下放基础建设项目审批权、下放财政权和税收权等。然而，在原有经济体制框架下单纯进行"行政性分权"的做法，造成了 1958 年的经济大混乱，最终以暂时中止告终。直至 20 世纪 80 年代中期，行政性分权引发了地区间相互封锁、分割性市场等问题，对中国经济发展产生了极大的负面影响，但市场关系在地区与地区之间的竞争缝隙中成长起来。

二、增量改革（1979—1993 年）

党的十一届三中全会以后，中国经济的发展出现了新的转机，政府明确了经济改革的道路。改革初期，在扩大国有企业自主权试验不成功的基础上，通过局部修补的办法维持了国有经济运转，将改革重点放到非国有经济方面，寻求新的经济增长点，即增量改革战略。

改革重心由体制内转向体制外；从城市的国有经济转向农村的非国有经济，允许包产到户，实行家庭联产承包责任制，促使以集体所有制为主的乡镇企业蓬勃发展；实行对外开放，让部分地区与国际市场对接；建立经济试验区，实行改革开放的地区推进。此外，实行了价格的

---

[1] 杨哲英，关宇，隋振婷. 比较制度经济学 [M]. 2 版. 北京：清华大学出版社，2011：220-221.

"双轨制"改革。应该说,中国的市场经济改革以农村改革为突破口,将传统的人民公社制度改变为家庭联产承包责任制度。几千万个农民家庭农场,率先开创了中国特色的经济体制道路,随之而来带有某些行政性的乡镇企业的发展,为 20 世纪 80 年代经济的高速成长奠定了坚实的基础。

三、整体推进改革(1994 年至今)

长期推行"双轨制"的做法,虽然在国内外得到一部分学者的肯定,尤其是既得利益者的支持,但其局限性和消极影响随着时间的推移表现得越来越明显。20 世纪 90 年代,中国开始进入全面改革和整体推进的改革阶段。1993 年,党的十四届三中全会做出了《关于建立社会主义市场经济体制若干问题的决定》,明确提出"整体推进、重点突破"的新改革战略,为企业体制、财税体制和金融体制等方面改革提出了目标,拟订了方案。自 1994 年开始,政府在财税、金融、社会保障等方面采取了重大的改革措施,由此,中国的经济改革进入了一个整体推进的新阶段。

第二节　中国医疗保险制度的历史发展

与我国二元经济社会结构相适应,医疗保险在城镇与农村实行了差异化的制度建设。城镇地区的"城镇职工基本医疗保险制度"(包含"劳保医疗制度"及"公费医疗制度")与后来的"城镇居民基本医疗保险制度",农村地区的"农村合作医疗制度"相继创建、发展,从而覆盖了我国大多数城乡居民,为他们的健康提供基本保障。

一、城镇职工基本医疗保险制度

20 世纪 50 年代,中国在城镇地区相继建立了企业职工劳保医疗制度和机关事业单位公费医疗制度。在中华人民共和国成立初期的公有制经济体制的全面发展背景下，两种医疗保障制度逐步实现了对城镇大部分劳动者的覆盖。

1. 劳保医疗制度

1951 年 2 月颁布的《中华人民共和国劳动保险条例》（简称《劳保条例》）是中国最早的社会保障立法。其中涉及医疗方面的内容主要包括以下几个方面：

保障对象与范围：《劳保条例》及《劳保条例实施细则修正草案》规定，对有职工 100 人以上的国营、公私合营、私营及合作社经营的工厂、矿场及其附属单位，铁路、航运、邮电的各企业单位与附属单位，工、矿、交通事业的基本建设单位，国营建筑公司的职工全部实行劳保医疗；此后，国家又规定在国营商业、水产、粮食、林业、供销、地质、外贸、民航、金融、石油等部门实行劳保条例，其职工享受劳保医疗待遇，城镇集体所有制企业和部分乡镇企业参照执行也可。

按照以上条例，由职工及其工作单位提供劳保医疗待遇。离退休人员也可享受劳保待遇，其医疗费用从劳保费中支取，由企业自行管理。到 1956 年，实行劳动保险合同的职工达 1 600 多万人，加上签订集体劳动保险合同的职工，共计 2 300 多万人，占当年全国职工总数的 94% 以上[1]。

享受待遇：《劳保条例》规定，职工因工负伤在医疗期间，工资照发。其全部诊疗费、药费、住院费、住院时的膳食费与就医路费，均由企业行政方面或资方负担。职工疾病或非因工负伤，在指定医院诊疗时所需诊疗费、手术费、住院费及普通药费均由企业行政方面或资方负担；其中贵重药费、住院膳食费及就医路费由本人负担，如本人经济状况确有困难，由劳动保险基金项下酌情补助等。职工供养的直系亲属患病时，可在指定医院免费诊治，手术费及普通药费由企业行政方面或资方负担二分之一，其余费用自理。

---

[1] 徐道稳. 中国医疗保障制度历史考察与再造 [J]. 求索，2004 (5)：113 - 115.

经费来源与适用范围：《劳保条例》规定，劳保医疗经费按企业职工工资总额的 3% 提取，1957 年调整为 4.5%～5.5%。1969 年 2 月，因劳动保险金统一征集管理使用制度难以维系，财政部发文要求国营企业改提取劳动保险金为企业营业外列支；同年 11 月规定按职工工资总额 11% 列入成本，主要用于医疗卫生费与福利费开支（如果入不敷出，企业可以从税后留利中提取职工福利基金进行弥补）。

1988 年 3 月，由卫生部牵头，劳动部、国家体改委、医药管理总局等八部委参与了医疗制度改革方案研究，并对医疗改革试点进行指导。同年 7 月，推出《职工医疗保险制度改革设想（草案）》。

1989 年，卫生部、财政部颁布了《关于印发〈公费医疗管理办法〉的通知》，在公费医疗经费开支范围内对具体的 13 种自费项目进行了说明。同年 3 月，在《国务院批转国家体改委关于 1989 年经济体制改革要点的通知》中指出，在丹东、黄石、株洲、四平进行医疗保险制度改革试点，同时在海南和深圳进行社会保障制度综合改革试点。

1992 年，国务院成立职工医疗制度改革领导小组，确定改革的主要思路，即在我国实行社会医疗保险。有关部门和研究人员结合我国人口老龄化的基本国情，学习和借鉴了德国社会保险和新加坡医疗储蓄模式的长处，建议在我国实行社会互助和自我负责有机结合的医疗制度模式。在党的十四届三中全会上，确定了城镇职工医疗制度要实行"社会统筹医疗基金与个人医疗账户"相结合的新制度。至此，我国职工医疗保障制度改革的目标模式和基本指导思想就此确定（强调医疗费的社会共济，同时注重个人储蓄积累）。

1994 年，国家体改委、财政部、劳动部和卫生部共同制定了《关于职工医疗制度改革的试点意见》，经国务院批准，在镇江市和九江市进行试点。在"两江试点"的基础上，1996 年 4 月，国务院办公厅转发了国家体改委、财政部、劳动部、卫生部《关于职工医疗保障制度改革扩大试点的意见》，进行更大范围的试点。

1997 年，在全国范围内选择了 58 个城市开展医疗保障制度改革扩大试点工作，8月初有30多个城市启动医改扩大试点工作。在对各地不同统账结合模式进行调查研究和反复讨论修改的基础上，1998年12月，国务院颁布了《关于建立城镇职工基本医疗保险制度的决定》，明确了城镇职工医保的制度框架与统账结合的模式，即"横向的社会统筹共济保险为主，并与纵向的个人储蓄积累自我保险相结合"的"T"形制度结构，并对制度的统筹人群范围、单位、方式和渠道等做出了明确统一的规定。"统账结合"的医保制度，使财政经费的运转、企事业单位的利益及职工个人的利益都发生了根本性变化。截至1998年年底，全国参加医疗保险社会统筹和个人账户相结合改革的职工有401.7万人，离退休职工107.6万人。1998年年底，我国医疗保险基金收入达19.5亿元，到1999年年底，58个城市全面推开医改扩大试点工作。

城镇职工基本医疗保险费采用社会统筹与个人账户相结合的筹资途径，由用人单位和参保职工按照工资总额的一定比例共同缴纳，共同组成社会医疗统筹和个人账户两项基金，用人单位一般须缴纳职工工资总额的6%左右，职工的缴费额度一般是本人工资收入的2%，退休人员不需要缴纳。该制度对参保人员的门诊医疗费用采用"门诊包干"的办法，即在门诊发生的医疗费用由医疗保险机构为参保人员个人建立的个人账户资金支付；对参保人员的住院医疗费用采用"住院统筹"的办法，即住院发生的医疗费用由统筹基金按比例支付。制定基本医疗用药目录、诊疗项目、服务设施标准及收费标准，设立"起付线""最高支付限额""自负比例"等费用负担标准。

对患有慢性肾炎、恶性肿瘤等特殊疾病的参保人员，在享受正常的医疗补助后，统筹基金每年还给予一些特殊政策补偿。将不需要住院，但需要长期用药治疗的病人，如糖尿病、高血压等此类慢性病病人纳入统筹基金补偿范围。

随着试点工作的不断推进和深入，城镇职工基本医疗保险制度的覆盖范围和保障对象从早期的企业（国有企业、集体企业、外商投资企业、私营企业等）、机关、事业单位、社会团体、民办非企业单位及其职工扩大覆盖至灵活就业人员、农民工及其他非公有制经济组织的从业人员，基本覆盖了城镇全体从业人员。截至 2008 年年底，全国参加城镇职工基本医疗保险的人数为 19 996 万人，其中参保职工 14 988 万人（参保农民工 4 266 万人），城镇职工基本医疗保险基金总收入达到 3 040 亿元。

2. 公费医疗制度

1952 年政务院颁布的《关于全国各级人民政府、党派、团体及所属事业单位的国家工作人员实行公费医疗预防的指示》（简称《公费指示》）中规定，公费医疗保障对象包括国家机关、事业单位的工作人员，革命残废军人。此后，卫生部、财政部等又先后颁布了《关于改进公费医疗管理问题的通知》等一系列文件，扩大了享受制度的对象范围。享受公费医疗的对象还包括各级党政机关、人民团体，各级文化、教育、科学、卫生、体育、经济建设等事业单位的工作人员，基层工商、税务人员，普通本科在校学生、研究生。

凡适用公费医疗待遇的人员，符合规定的医疗费用可以全部或部分在公费医疗经费中报销，具体比例由各地自行确定。公费医疗费用由财政部门按照对应的人均定额拨款支付，由国家负担的公费医疗在国家预算中单列。经费预算由财政部门安排，经由卫生部门拨付给公费医疗管理机构统一管理使用。

自此，全国开始实行公费医疗制度。随着享受公费医疗的人数不断增多，公费医疗费用呈现较大幅度增长的趋势。1965 年 10 月颁布的《关于改进公费医疗管理问题的通知》中进一步规定，享受公费医疗待遇的人员治病的门诊挂号费和出诊费，改由个人缴纳，不得在公费医疗经费中报销。1966 年以来，国家又相继出台了一系列药品使用限制的规定。1960 年规定的不予报销的药品为 6 种，1966 年达到 102 种，1975 年达到 175 种，1982 年又进一步规定凡标有"健"字的药品一律不予报销。一定时期内，公费医疗制度使相关部门的每个职工不论职位高低、收入多少，凡患疾病者均能享受免费医疗，解除了职工对疾病的忧虑，有效地保障了人民的健康。

1984 年 4 月，随着卫生部和财政部联合发布《关于进一步加强公费医疗管理的通知》，进入了政府对传统的公费医疗制度进行改革摸索的新阶段。目前，享受公费医疗的对象主要是行政机关的公务员和事业单位的职工，经过多年的调整，具体制度的实施已经有了一定改变，对享受对象的"过度医药消费"给予了一定的制度限制，对供求双方进行了约束监管[1]。2000—2007 年，行政事业单位医疗经费（2000 年由公费医疗经费改名）占全社会医疗保障经费的比重在逐年下降，从 2002 年的 22.4％降至 2008 年的 9.7％[2]。

尽管行政机关和事业单位都沿用"公费医疗"的称法，实际上公务员与事业单位职工两类人群的公费医疗经费来源却有所不同。行政机关属于政府保险型，实行的是高福利的医保制度；而事业单位的公费医疗是各级政府补贴性的单位保险，不足部分由事业单位自行筹资。因此，虽然同为公费医疗的制度对象，但两类人群的医疗待遇标准差距较大。

计划经济时代的公费医疗制度至今还得以保留，一方面说明了面对历史形成的既有的医疗制度体系，享受制度利益的群体为了维护自身利益，不会赞同减低自身福利水平、进行全面一统式的制度改革；另一方面也表明对于医疗保险制度的加入对象需要进一步强化公平性，这是制度改革进程中无法回避的难题。

二、农村合作医疗制度

对于农村合作医疗制度，是否属于医疗保险范畴内的一种制度，研究者之间持有不同观点，甚至有人将农村合作医疗看成社区医疗统筹计划。无论是计划经济时期的农村合作医疗制度，还是 2000 年以后迅速发展和推进的新型农村合作医疗制度，它们的建立都有着深刻的历史

---

[1] 郑成功. 中国社会保障改革与发展战略：医疗保障卷 [M]. 北京：人民出版社，2011：120.

[2] 根据卫生部《中国卫生总费用研究报告（2004 年）》《中国卫生总费用研究报告（2005—2009 年）》《中国卫生统计年鉴（2008 年）》的相关数据整理而成.

背景。

1. 农村合作医疗

（1）建立与发展。

中国采取"合作制"或"群众集资"的办法举办医疗卫生事业由来已久。1944 年，因伤寒、回归热等传染病流行，抗日民主政府委托大众合作社创办医药合作社。资金由大众合作社和保健药社筹集，且吸收团体或个人股金，并由政府赠送药材等。

中华人民共和国成立初期，东北地区的农民自行组织筹资成立村医疗站。虽然不具有医疗保险性质，却为后来的合作医疗制度做出了有益尝试。1955 年，河南省正阳县五庄乡团结社依靠集体力量办起了第一家集体所有制的保健站，全国各地掀起了合作医疗的风潮。1956 年 6 月，全国人大一届三次会议通过的《高级农业生产合作社示范章程》第五十一条规定：合作社对于因公负伤或者因公致病的社员要负责医治，并且酌量给以劳动日作为补助。这是中央政府第一次从制度上赋予集体给农民治病的职责。同时，章程对经费的使用做出了明确的规定：从合作社的公益金中提取，没有专门拨款。不久，河南、贵州、湖北等地也纷纷建立以集体组织为依托，由集体与个人共同出资，互助互济的集体保健医疗站。1959 年 12 月，卫生部党组在给党中央的《关于全国农村卫生工作山西稷山现场会议情况的报告》中正式肯定了农村合作医疗制度，这表明农村合作医疗制度的正式建立。

（2）制度的主要内容。

筹集资金：合作医疗的资金筹集和使用采取预付制，农村集体主要通过三个渠道筹集合作医疗的经费，建立基金。第一，农民缴纳保险费，根据当地的经济条件和保障程度，规定每户农民缴纳年收入的0.5%～2.0%（约人民币 4～8 元）；第二，每个大队从集体农业生产或农村企业中拿出一定比例的收入；第三，上级政府补助。通常情况下，前两种用于福利基金，政府补助的资金用于补助医卫人员的收入不足部分和用于购买医疗设备。

享受待遇：最普遍的模式为，① 既合医、又合药，农民每年缴纳一定的医疗基金，看病吃药均免费，基金不足时，由集体经济组织予以补贴；② 只合医、不合药，看病免费，吃药自己掏钱；③ 小病免费，大病自费；④ 包大病，不包小病，生了大病，由集体经济组织予以补贴；⑤ 农村经济发展较快的一些地区，对大病和小病均给予一定比例的补贴。[1]

20 世纪 50 年代至 70 年代末是农村合作医疗快速发展时期。1959 年 11 月，卫生部在山西省稷山县召开的全国农村卫生工作会议及相关报告中肯定了农村合作医疗制度，为后来二十多年中该制度在全国的推广及普及奠定了坚实的基础。1968 年 12 月，毛泽东对湖北省长阳县乐园公社的经验做了批示，肯定其经验。1969 年 9 月，中共中央批转了卫生部党委的《关于把卫生工作重点放到农村的报告》，极大地推动了农村合作医疗事业的发展。

"文革"时期，虽然农村经济遭到破坏，但作为农村基层组织的一种形式，农村合作医疗却得到了较大的发展。到 1976 年，全国已有 90％的农民参加了合作医疗，基本解决了农村地区社会成员看病难的问题。

1978 年《宪法》修订内容中指出，合作医疗制度是农村医疗保险制度的一种主要形式。全国各地在中央部委的指导下，陆续开始农村合作医疗制度的整顿工作，并且兼顾赤脚医生的业务培训，进行考核发证。1979 年 12 月 15 日，卫生部、农业部、财政部、国家医药管理总局、全国供销合作总社联合发布了《农村合作医疗章程（试行草案）》，对农村合作医疗的性质做了明确规定，充分肯定了农村医疗服务机构的作用。

对于农村合作医疗的制度定位虽然存在一定分歧，但在经济发展起步时期，用较少的成本让绝大多数中国人享受到了疾病预防和初级卫生

---

[1] 邓大松. 中国社会保障若干重大问题研究［M］. 深圳：海天出版社，2000：328.

保健服务，可以称其为"第一次卫生革命"。

2. 农村合作医疗的解体

20世纪80年代初期，伴随着国家财政体制的改革，农村推行的家庭联产承包责任制的推广对合作医疗制度造成了较大的冲击。其根源在于农村合作医疗的财源来自农村最基层的单位"生产队"和"大队"所形成的集体福利基金。农村集体经济组织的瓦解致使集体福利基金不复存在，削弱了合作医疗赖以生存的经济基础。此时的各地政府没有组建新的筹资机构代替不断弱化的农村基层单位，而是采取了一种自由放任的政策，这样，全国大多数农村的合作医疗制度解体，许多乡村自行建立了新的筹资机制，也有许多回到了自费医疗的老路上。全国农村合作医疗覆盖率从1979年的90%急速下降至1986年的4.8%。

总结农村合作医疗制度瓦解的原因，主要有三个方面：

（1）制度推行初期被赋予强烈的政治色彩，由个别示范效应的地区经验到推广至全国农村，时间短促，覆盖面广。正因如此，该制度所附带的响应号召及"均分大锅饭"基调在改革初期遭到全面否定。

（2）制度建立基础薄弱，受国家财政调整影响，卫生经费来源没有保障。改革开放后，基层卫生院的经费来源由财政支援改为乡镇财政支持，乡镇财政的差距较大，导致卫生院经费来源得不到基本保障。另外，国家卫生财政投入倾斜农村的财政方向发生了改变，提出"农村与城市并重"的发展原则，但在实际操作上演变为"城市为重"，财政基础上的保障缺失进一步加速了合作医疗制度的解体。

（3）制度本身的运行管理机制陈旧，无法适应农村居民的生活及就业方式。合作医疗基金在运行过程中缺少监督，挪用基金现象偶有发生，而农村劳动力外出就业人流加大，在基层卫生院就医人数下降。

1980—1983年，尽管全国农村合作医疗制度举步维艰，但上海和西藏两地的合作医疗基本没有受到冲击，覆盖率仍然接近100%。除此之外，医疗卫生服务体系本身也有一定的保障功能。政府、企业和集体经济组织以不同方式对各类型医疗卫生服务机构进行投入、支持，有关医疗卫生服务实施低于成本的收费，不同程度地分担了公众的看病就医负担（当时的医疗保障是供需双方都给予经济补偿的模式）。

3. 新型农村合作医疗制度的建立

所谓新型农村合作医疗制度，是指由政府组织、引导、支持，农民自愿参加，个人、集体和政府多方筹资，以大病统筹为主的农民医疗互助共济制度。

1993 年，党的十四届三中全会通过的《关于建立社会主义市场经济体制若干问题的决定》及全国人大八届二次会议都曾明确指出，按照社会主义市场经济体制的要求，发展和完善农村合作医疗制度。1995年，河南省开封县开展了农村合作医疗的试点工作。1996 年，卫生部在河南省召开的全国农村合作医疗经验交流会中，提出了争取将合作医疗的覆盖面扩大至全国 80％的农村地区。1997 年，国务院批转了卫生部等部委提交的《关于发展和完善农村合作医疗的若干意见》，提出了具体的要求与措施。同年，中共中央、国务院在《关于卫生改革与发展的决定》中指出，积极稳妥地发展和完善合作医疗制度。按照自愿量力、因地制宜、民办公助的原则，继续完善与发展合作医疗制度。合作医疗筹资以个人投入为主，集体扶持，政府适当支持。坚持财务公开与民主管理。合作医疗的水平、形式可有所差别。

2002 年 10 月，中共中央、国务院发布《关于进一步加强农村卫生工作的决定》，进一步强调建立与完善农村合作医疗制度，具体提出逐步建立新型农村合作医疗制度的基本构想。从 2003 年起，中央财政对中西部地区除市区以外的参加新型农村合作医疗的农民，每年按人均10 元安排合作医疗补助资金，地方财政对参加新型农村合作医疗的农民，提供每年人均不低于 10 元的补助，具体补助标准由省级人民政府确定。2003 年 1 月，国务院办公厅转发卫生部等部门《关于建立新型农村合作医疗制度的意见》，将建立新型农村合作医疗制度作为解决农民看病贵、看病难问题的重要措施，列入全面建设小康社会和建设社会主义新农村的重要内容之中。

2003 年 3 月，修订后的《中华人民共和国农业法》第八十四条明确规定："国家鼓励、支持农民巩固和发展农村合作医疗和其他医疗保障形式，提高农民健康水平。"同年起，卫生部、财政部、农业部开始安排一部分地区进行试点，探索建立"以大病统筹为主"的新型农民医疗互助共济制度。

2004 年 1 月，卫生部等 11 部委联合发布《关于进一步做好新型农村合作医疗试点工作的指导意见》，提出进一步探索建立"以大额医疗费用统筹补助为主，兼顾小额费用补助"的保险模式，以推动合作医疗网络的扩大。2005 年 8 月 10 日，国务院召开第 101 次常务会议，研究加快建立新型农村合作医疗制度问题。会议要求，要进一步加大中央和地方财政支持力度。

2006 年，中央"一号文件"要求各级政府增加投入，加强以乡镇卫生院为重点的农村医疗卫生设施建设，健全农村卫生服务和医疗救助体系，并在 2010 年建成基本覆盖农村居民的新型农村合作医疗制度。

新型农村合作医疗制度 2003 年正式启动，2004 年开始试点，2005年全面铺开，自此走上了快速发展的道路。截至 2007 年年底，全国共有 2 448 个县（市、区）展开了新型农村合作医疗工作，试点地区普遍降低了农村居民就医的起付线，提高了医疗费用补偿比例及最高补偿金额，扩大了参合农民的收益范围。截至 2008 年年底，全国新型农村合作医疗参合人数达到 8.15 亿人，参合率达到 91.5％。

与过去的合作医疗制度相比，新型农村合作医疗制度有着下列不同的地方：

首先，与以前的合作医疗相比，新型农村合作医疗中政府的筹资职能明确。据有关条例规定，保险基金主要由政府投入，部分乡村集体经济组织也进行扶助，这两项投入超过总金额的 3／4，农民个人缴纳部分不足 1／4。有别于过去合作医疗仅仅由农民自己出钱、互相共济的形式。

其次，实行"大病统筹"。新型农村合作医疗以"大病统筹"为主，重点是解决农民因患大病出现的"因病致贫""因病返贫"的问题，不同于过去的合作医疗主要解决小伤小病的机制。同时，新型农村合作医疗改变过去资金使用上平均主义的报销办法，规定报销以大病统筹为主，把70%的资金用在大病、重病的报销上。

最后，制度统筹层次提高。从统筹层次来看，新型农村合作医疗主要以县为统筹和管理单位，而过去的合作医疗大多以村为统筹和管理单位。新型农村合作医疗设立了报销的封顶线，不是过去的全部包干，以使更多的农民得到基金的支持。由于各地筹资水平不同，在管理上实行收支分离，管用分开，封闭运行，禁止任何单位和个人违法挪用，与过去管用一体的模式有很大的区别。新型农村合作医疗是在医疗服务市场化、商业化的背景下运行的，与过去合作医疗在医疗服务公益性背景下运行不同，面临更多、更新的挑战。

表 6-1　2004—2008 年新型农村合作医疗的实施情况

指标	2004 年	2005 年	2006 年	2007 年	2008 年
开展新型农村合作医疗的县（市、区）/个	333	678	1 451	2 451	2 729
参合人数/亿人	0.80	1.79	4.10	7.26	8.15
参合率/%	75.2	75.7	80.7	86.2	91.5
当年筹资总额/亿元	40.3	75.4	213.6	428.0	785.0
人均筹资/元	50.4	42.1	52.1	58.9	96.3
当年基金支出/亿元	26.4	61.8	155.8	346.6	662.0
补偿收益人次/亿人次	0.76	1.22	2.72	4.53	5.85

资料来源：根据卫生部 2009 年卫生统计提要资料整理而成。

4. 新型农村合作医疗制度的主要内容

2003 年，卫生部、财政部、农业部联合公布的《关于建立新型农村合作医疗制度的意见》中，明确规定了新型农村合作医疗的基本内容。

组织体系：由国务院至地方省、县（市）、乡（镇）各级政府领导，卫生部主管，相关部门协调配合，经办机构负责日常业务运作，医疗机构提供服务，对方监督与评估，以及研究人员提供技术支持的一种自上而下的体系。

筹资机制与标准：在个人缴费、集体扶持与政府资助的三种来源中，以个人缴费为主，集体扶持是条件，政府资助是引导多种筹资渠道的前提，特别是中西部地区。农民个人每年的缴费标准不低于10元，经济条件好的地区可相应提高。乡镇企业职工是否参合由县级人民政府确定。有条件的乡村集体经济组织应对本地新型农村合作医疗制度给予适当扶持，具体的集体经济组织类型、出资标准由县级人民政府确定，且不得向农民摊派。2006年起，中央财政向中西部地区除市区以外的参加新型农村合作医疗的农民每人每年补助由10元上调至20元，地方财政也增加10元补助。

补偿机制与标准：农村合作医疗基金主要补助参加新型农村合作医疗农民的大额医疗费用或住院医疗费用。有条件的地方可以实行大额医疗费用补助与小额医疗费用补助相结合的办法。对参加新型农村合作医疗的农民在保险年度内没有动用农村合作医疗基金的，要安排进行一次常规性体检。各省、自治区、直辖市要制定农村合作医疗报销基本药物目录。坚持以收定支、量入为出、逐步调整、保障适度的原则，充分听取农民意见。门诊医疗费用补助有两种方式：一种是个人缴费的部分建立家庭账户，在县内规定的医疗机构就诊，自主使用；另一种是不设立家庭账户，统筹使用，参保农民在指定医院就诊，可按一定比例直接报销医药费，但年内累计不超过规定限额。住院医疗费用补助方式也有两种：一种是设立医疗费用报销的起付线和封顶线，在不同级别定点医疗机构的住院费用超过起付线的部分可按照不同比例分段报销，年内累计报销总额不能超过封顶额度；另一种是只设封顶线，不设起付线，规定在不同级别的定点医疗机构住院，按住院总费用的不同比例报销。在补偿手续方面，参合者在各级定点医疗机构就诊，可先由定点医疗机构初审并垫付规定费用，然后由定点医疗机构定期到县或乡农村合作医疗机构核销。农民经批准到县级以上医疗机构就医，可先行垫付有关费用，再由本县新型农村合作医疗经办机构按照相关规定及时审核报销。

基金的管理与监督：农村合作医疗基金具有农民自愿缴纳、集体扶持、政府资助的民办公助性质，强调要按照以收定支、收支平衡和公开、公平、公正的原则进行管理，必须专款专用，专户储存，不得挤占挪用。中央政府对农村合作医疗基金监督机构的设置也有明确规定与要求，具体包括：在监督机构上，县级人民政府可根据本地实际，成立由相关政府部门和参加合作医疗的农民代表共同组成的农村合作医疗监督委员会，定期检查、监督农村合作医疗基金使用与管理情况。在监督措施方面，农村合作医疗经办机构要定期向农村合作医疗管理委员会汇报基金的收支、使用情况；要采用张榜公布等措施，定期向社会公布农村合作医疗基金的具体收支、使用情况，保证参加合作医疗的每一位农民的知情和监督权利。而农村合作医疗管理委员会要定期向监督委员会和同级人民代表大会汇报工作，主动接受监督。

三、城镇居民基本医疗保险制度

2007 年 7 月，全国城镇居民基本医疗保险试点工作会议提出，建立城镇居民基本医疗保险制度，这是中国在建立城镇职工基本医疗保险制度和新型农村合作医疗制度之后的又一重大举措。这一制度的建立，主要是为了解决城镇非从业人员，包括中小学生、少年儿童、老年人和残疾人等群体看病就医问题。建立这项制度，是改善民生的重要任务，是建立和完善社会保障体系的重要组成部分，是深化医药卫生体制改革和推进卫生事业发展的重要环节，也是落实科学发展观和构建社会主义和谐社会的要求。

2007 年 7 月，国务院印发的《关于开展城镇居民基本医疗保险试点的指导意见》中要求，2007 年在有条件的省份选择 2～3 个城市启动试点，2008 年扩大试点，争取 2009 年试点城市达到 80％以上，2010 年在全国全面推开，逐步覆盖全体城镇非从业居民。

城镇居民基本医疗保险的保障对象是城镇非从业人员，包括城镇中不属于城镇职工基本医疗保险制度覆盖范围的未成年人（未满 18 周岁及 18 周岁以上的中学生、无业居民，未享受公费医疗的大中专及技工学校全日制在校学生，征地后转为城镇居民的被征地农民等）。截至 2008 年 11 月末，全国城镇居民基本医疗保险参保人数过亿，达到 10 012 万人。

制度的主要筹资途径是以家庭缴费为主，政府给予适当补助。城镇居民基本医疗保险缴费标准总体上低于城镇职工基本医疗保险。参保居民按照规定缴纳城镇居民基本医疗保险费，享受相应的医疗保险待遇。国家对个人缴费和单位补助资金制定税收鼓励政策，对试点城市的参保居民，各级政府每年还给予相应的补助。城镇居民基本医疗保险设定基金的起付标准和最高支付限额，基金起付标准以上、最高支付限额以下的医疗费用，由城镇居民基本医疗保险基金和城镇居民按照一定比例分担。参照城镇职工基本医疗保险，城镇居民基本医疗保险基金对门诊慢性病病人也有一定的补偿，只是补偿的病种相对少一些，补偿标准也相对低一些。具体来说，城镇居民基本医疗保险基金支付比例一般为 50%，最高支付限额为 3 万～4 万元，一些经济发达地区支付比例在 60% 以上，最高支付限额在十万元以上。

2009 年 3 月，中共中央、国务院出台了《关于深化医药卫生体制改革的意见》，为落实意见精神，国务院印发了《医药卫生体制改革近期重点实施方案（2009—2011 年）》。在这些重要的历史性文件中，进一步明确了人人享有基本医疗卫生服务的发展目标，充分强调了公平、公正，并对医疗保障制度建设发展提出明确的思路。实施方案中提出了扩大基本医疗保障覆盖面、提高基本医疗保障水平、规范基本医疗保障基金管理、完善城乡医疗救助制度、提高基本医疗保障管理服务水平等近期要求。

截至 2010 年年底，全国城镇基本医疗保险参保人数 43 263 万人，其中，城镇职工基本医疗保险参保人数为 23 735 万人，参加城镇居民

基本医疗保险的人数为 19 528 万人。城镇基本医疗保险基金总收入
4 309 亿元，城镇基本医疗保险基金支出 3 538 亿元。2010 年年底，全
国开展新农合的县（市、区）达 2 678 个，参加新农合人数已经达到
8.36 亿人，参合率 95.99%。新农合筹资额度 1 308.33 亿元，其中，
中央财政补助资金 398.99 亿元，地方财政补助资金 654.51 亿元，农民
个人缴费 254.83 亿元。全国实际人均筹资水平为 156.57 元，其中政府
补贴人均 126.1 元[1]。经过多年的改革，具有中国特色的"三纵三横"
的医疗保障体系框架基本形成。

　　2017 年年末，全国参加基本医疗保险的人数为 11.7 亿人，其
中，参加职工基本医疗保险的人数为 3 亿人，参加城乡居民基本医
疗保险的人数为 8.7 亿人，在参加职工基本医疗保险的人数中，参
保职工 2.2 亿人，参保退休人员 0.8 亿人，参加基本医疗保险的农
民工人数为 0.6 亿人。全年基本医疗保险基金总收入 17 932 亿元，
支出 14 422 亿元，年末基本医疗保险统筹基金累计结存 13 234 亿
元（含城乡居民基本医疗保险基金累计结存 3 535 亿元），个人账户
积累 6 152 亿元。[2]

第三节　中国医疗保险制度改革的阶段划分

　　王延中（2008）认为中国医疗卫生领域改革与三个年份直接相关，
即 1979 年、1985 年和 1992 年。[3]参照前文提到的中国的经济改革发
展历程及王延中的观点，以市场化经济改革的兴起为分水岭，将中国医

---

［1］　陈文玲，易利华.2011 年中国医药卫生体制改革报告［M］.北京：中国协和医科大学出版
　　　　社，2011：150.

［2］　中华人民共和国人力资源和社会保障部.2017 年度人力资源和社会保障事业发展统计公报
　　　　［EB/OL］.（2018－05－21）［2020－04－02］.http://www.mohrss.gov.cn/ghcws/BHCSWgo
　　　　ngzuodongtai/201805/t20180521_294290.html.

［3］　王延中.中国卫生改革与发展的实证研究［M］.北京：中国劳动社会保障出版社，2008：
　　　　373.

疗保险制度的变迁分为计划经济时期和市场经济时期两大阶段。

一、计划经济时期的医疗保险制度（1951—1978 年）

与中国的经济改革不同，医疗保险的制度最早是以覆盖城镇职工这一群体为目标建立起来的。这与中华人民共和国成立初期社会生产力发展水平不高有着紧密的联系。与依靠土地的农民不同，以工资生活的职工，因某种原因失去工作所带来的影响是无法想象的。

20 世纪 50 年代，在城镇相继建立了企业职工劳保医疗制度和机关事业单位公费医疗制度。在中华人民共和国成立初期公有制经济体制的全面发展背景下，两种医疗保障制度逐步实现了对城镇大部分劳动者的覆盖。农村的医疗保障制度是在 20 世纪 60 年代中期以后，依托集体经济的合作医疗逐步发展起来的，20 世纪 70 年代，全国 90% 以上的农民参与了合作医疗。

二、市场经济时期的医疗保险制度（1979 年至今）

针对公费医疗、劳保医疗制度存在的弊端，20 世纪 80 年代后，政府为了有效控制医疗费用的快速增长，还是开始了医疗保险制度的改革。通过社会统筹对医疗费用进行控制，先后开展了 6 个地区的社会统筹试点工作。

以城镇职工基本医疗保险制度为首的医疗保险制度的改革是国有企业改革"破"与"立"的逐步发展过程。"破"就是改革计划经济体制下的传统的公费医疗、劳保医疗制度与低水平的医保福利体系；"立"就是建立与市场经济体制相适应的社会医疗保障制度与体系。结合医疗保险制度的发展与探索，将我国市场经济时期的医疗卫生改革分为以下四个阶段（图 6-1）。

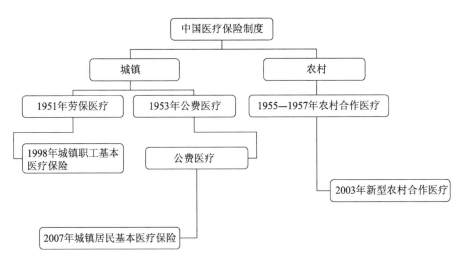

图 6-1　中国医疗保险制度的变迁

第一阶段：1978—1984 年。经济改革初期农村家庭联产承包责任制度兴起，缺少经济基础的农村合作医疗制度迅速衰落，国家力量基本退出农村居民医疗卫生服务领域。该时期政府主要对医疗费用进行一定的控制、对医院建立一定的预算。由于是自行摸索，具有不同的差异性。

第二阶段：1985—1991 年。1984 年 8 月，卫生部在起草的《关于卫生工作改革若干政策问题的报告》中指出，必须进行结构改革，放宽政策，简政放权，多方集资，开阔发展卫生事业的路子，把卫生工作搞好。因此，1985 年被称为是劳保医疗、公费医疗制度改革的正式启动年。中国经济改革的重点从农村转到城市，城市中模仿国有企业改革的全面医改正式启动，基本思路是"放权让利，扩大医院自主权，放开搞活，提高医院的效率和效益"，改革的做法是"只给政策不给钱"。

第三阶段：1992—2005 年。中国开始建设社会主义市场经济，城市医疗卫生行业全面向市场化进军，政府对农村医疗卫生继续保持原有状态，中国对医疗卫生领域开始全面的"甩包袱"式的市场化改革[1]。

---

[1] 王延中，冯立果. 中国医疗卫生改革何处去："甩包袱"式市场化改革的资源集聚效应与改进 [J]. 中国工业经济，2007（8）：24 - 31.

第四阶段：2006年至今（新医改以来）。该时期结合我国城乡二元结构、整体经济发展水平及地区不平衡的现实条件，实行有步骤、分阶段梯次推进医疗保险制度发展的战略，采取经济发达地区先行，兼顾经济不发达地区；重点发展城镇医疗保障体系的同时兼顾农村；由解决正规就业人群的医保问题逐步扩大到非正规就业人群、非就业人群等策略。

多年的医疗改革推进中，在制度建设方面，从城镇职工基本医疗保险制度的改革至农村合作医疗制度的重建，再到城镇居民基本医疗保险制度的创建，制度的覆盖范围逐步扩大，还将非正规就业人群逐渐纳入医保范围，对部分灵活就业人群出台了一些人性化的便利操作措施。与经济发展保持同步，在制度分立的前提下，拓宽制度的覆盖面已经初步得到落实，然而医疗保险制度的改革才正式起步。

党的十六届三中全会提出"科学发展观"，在医疗保险体系建设方面就是要突破长期以来作为国有企业改革配套措施的局限，由此，我国的医疗保险体系进入了以政府基本公共服务均等化为主线的全面发展与完善阶段。党的十七大报告提出了要实现"人人享有基本医疗卫生服务"的要求，2009年3月，中共中央、国务院《关于深化医药卫生体制改革的意见》（简称《意见》），把基本医疗保障作为医药卫生体制改革"四大体系"的首要支柱；《医药卫生体制改革近期重点实施方案(2009—2011年)》（简称《实施方案》），也把扩大医保覆盖面与提高保障水平，列为三年内"五项改革"的首要任务和目标。

第四节　中国医疗保险制度的改革评价

一、改革的成绩

中国医疗保险制度的改革是从城市开始，在原有劳保医疗、公费医疗制度的基础上经历了数次修正和调整。经过十多年的探索，医疗保险制度逐渐形成并完善，其管理和服务日趋人性化。具体表现在以下几点。

1. 全民医疗保险体系逐步形成，三大医疗保险制度与医疗救助分割并存

从经济改革至今，回顾医疗保险制度的产生、发展和改革历程，由单位提供保障的劳保医疗向社会医疗保险转型，适应了市场经济体制改革与个人自由流动的需要，有利于化解个人的疾病风险。劳保医疗的转轨，能够提高制度本身的运行效率，促进社会公平，有助于推进包括国有企业改革在内的整个经济社会体制的改革，从而完全符合我国经济改革与社会发展的方向。

已经建立"三险"的医疗保险体系基本覆盖我国城乡职工及非就业人群。尽管各项医疗保险制度还存在优化及提升空间，但是覆盖全民的医保体系框架的建立，对整个社会保障事业及国民福利的提升有着重要的意义。

2. 逐渐建立医疗费用的分担机制

计划经济时期的医疗保险制度是不需要职工承担缴费义务的，公费医疗费用由国家财政包办，劳保医疗经费完全从单位财务列支，农村合作医疗经费是从农村集体经济分配中自行解决。医疗保险制度改革以来，医疗费用的分担机制逐渐得到确定。政府补贴、用人单位或者雇主缴费、受保障者个人缴费，共同形成了医疗保险制度的财政基础，其中个人缴纳医疗保险费用，已经成为城镇职工基本医疗保险、城镇居民基本医疗保险、新型农村合作医疗覆盖对象享受医疗保障待遇的基本义务。这样的医疗费用分担机制的确立不仅可以解决社会保险的基本财政问题，也可以解决患者过多使用医疗服务的问题，既提高了制度的风险分散效率，又有利于控制医疗费用上涨。

同时，逐步建立起供需双方的费用约束机制、医疗费用控制的监管激励机制，以及在医疗机构和定点零售药店之间的竞争机制等，在一定程度上抑制了医疗费用上涨过快的势头。

3. 建立了社会化的医疗保险行政和经办管理体系

所有统筹地区都建立了相应的行政管理、经办机构。在 2009 年印发的《意见》与《实施方案》中，进一步强化了政府的主导作用。以国务院《关于建立城镇职工基本医疗保险制度的决定》作为政策指导，形成了基本医保的政策、管理、多层次架构及医药卫生体制改革等内容的四大政策梯次，为全国医保制度改革提供了统一的政策指导与依据。同时，还形成了由国家确定基本政策，各省、市规划、组织，医保统筹地区实施这三个操作层面的具体运行机制，为"统账结合"医保制度的实施提供了基本的政策依据和操作规范。

中央层面体现在制定大政方针、总的改革原则、指导思想及实施方案，中央各部门协同作战的年度工作安排等方面；地方层面体现在地方政府制定各地的具体实施细则，营造良好的制度运行外部环境，实行有效的监管等方面。此外，逐渐明晰了医保制度的财政责任主体，特别明确承诺并兑现了加大对全民医保的资金投入力度，为全民医保目标的实现，为 13 亿多民众人人享有基本医疗保障提供了经费保障机制。

二、改革的问题所在

改革开放以后，在经济领域引进市场机制的过程中，我国的医疗卫生领域也逐渐向市场化方向发展，但医疗保险制度在发展及改革中面临以下问题。

1. 医疗保险制度的覆盖面不足

作为发展中国家的医疗保险制度改革，基本医疗保险制度的覆盖面不足是现在面临的首要问题。城镇地区由城镇职工基本医疗保险制度与城镇居民基本医疗保险制度两大制度覆盖，农村地区则由新型农村合作医疗制度覆盖。三大医疗保险制度的覆盖面未能达到预期目标。

城镇职工基本医疗保险作为国有体制改革的配套措施，带有明显的历史局限性。制度的设计与针对人群集中在国有企业等正规就业单位及其职工。只有正式部门的雇员或退休人员可以获得基本医疗保障，因此，职工医保衍生出参保人群覆盖面窄、缺乏相应的政策措施促进非公有制和非正规就业单位职工参保的问题。

按照国务院《关于建立城镇职工基本医疗保险制度的决定》，医疗保险制度的目标安排应该是覆盖统筹范围内的"城镇就业人员"，应当包括企业职工，民办非企业单位雇工，机关、事业单位和社会团体工作人员，灵活就业人员及其他在城镇就业的人员等。事实却不尽如人意。2009 年年底的数据显示，全国就业人口中还有 29.4％的比例未参保。其中主要包括这样一些群体：(1) 城镇部分企业的职工还未参保。他们有一部分是关闭破产的国有企业退休人员参保未能完全解决；有一部分是医保关系中断后未能再参保；还有一部分是困难企业职工参保遭遇资金和制度的障碍。(2) 部分流动人员还游离于制度的安全网之外。特别是非公有制企业与就业人员的增多，对医保覆盖的人群范围、缴费的基数等影响较大，而实际制度设计及相关政策的实施等并未能适时进行调整及改进。而部分私营、个体和其他灵活就业人员因制度限制和经济原因参保受阻。（3）部分农民工至今还未被纳入医疗保险的安全网。(4) 部分行政事业单位的职工也还未能参保。由此可见，职工医疗保险的覆盖面至今未能达到全覆盖，更未能实现使所有公民不受性别、年龄、收入、地位、健康状况等限制，公平地被纳入政府主办的基本医疗保险制度框架中。

现阶段，城镇居民基本医疗保险应该停止部分试点城市多元化的推进，将所有城镇居民纳入统一的医疗保险计划。农村合作医疗制度在条件具备的情况下加快与城镇居民基本医疗保险制度的整合，不再严格限制以家庭为单位参保，对于在外打工的城镇工人或农民工，允许其参加城镇职工基本医疗保险。在加大医疗保险制度覆盖面之后，未来的制度统一必将到来。

2. 政策管理有待完善，制度方案设计存在缺陷

第一，制度实施的政策不够完善。

较高的筹资水平与用人单位及参保职工有限的筹资能力矛盾突出。

职工基本医疗保险的筹资机制单一，缺少灵活补充机制，用人单位一旦经营不善、无力缴费，其参保人员即失去保障。具体表现为保险费缴费负担过重，参保门槛高、限制多，慢性病患者的费用支出中个人负担比例大。按国家规定，用人单位缴费率应控制在职工工资总额的6％左右。随着经济发展和物价上涨，十几年来职工工资逐年上涨推动了保险费额度的持续上涨。全国大部分地区几乎每年都要上调缴费基数，这已成为医疗保险筹资的主要趋势。不断上涨的筹资额度对有困难的企业与个人来说提高了门槛。

另外，目前各地为了减轻制度负担，实施了大病统筹、慢性病方便门诊、专家特约定点和医疗救助等措施。但部分慢性病患者需要长期治疗，费用高、风险大，自付比例高，职工的个人账户及收入难以承受，因病返贫的现象并不少见。

第二，制度间差距大、公平性缺失。

一方面，从筹资渠道、资金来源及缴费标准的差别来看，目前的城镇职工基本医疗保险、城镇居民基本医疗保险及新型农村合作医疗之间差距较大，有本质上的差距。筹资机制与渠道、缴费方式不同，职工医保的筹资与缴费标准大大高于新农合，新农合的缴费水平不到职工医保的10％。因此，职工医保的保障能力比新农合要好得多，两者享受的医疗保障服务质量也有明显的差距。这不仅与保障国民健康需求的目标相背离，更不利于制度间的转移与衔接，也不利于缩小医保待遇差距和公平性的实现。

另一方面，部分制度设计不合理。在筹资率上，高收入群体只要与低收入群体承担相同的保费率，就可参加基本医保。表面的公平却显示着事实的不公平，相同的缴费率对不同收入群体的意义不同，对各自所代表的家庭生活的影响也不同，这与基本医疗保险制度所得再分配的目的相悖。

第三，统筹层次低、抗风险能力差。

目前，医疗保险的统筹层次90％以上都是定位在县级和城市的市区（大约 2 700 个），问题日益突显。首先，统筹层次低难以发挥"大数法则"与"共济"功能，弱化了医疗基金的调剂能力。其次，县级、城市的统筹地区执行不同的统筹政策、统筹标准，造成了同一城市不同县级和城区人员的医疗保险待遇水平相差大。最后，由于统筹层次的限制，医疗保险的异地转移及接续工作，大大滞后于养老保险，其属地原则、画地为牢的地区分割程度更为严重，且参保人群异地就医的问题日益突显；而异地就医监管也成为医保管理的难题。

3. 基金的管理与使用欠妥

"基金平衡、略有结余"是医疗保险基金运行的基本原则，要顾及收支平衡，又要留有适度结余。尽管各统筹地区基金运营情况不同，有的结余高，有的入不敷出，但从全国医保基金运行的统计数据来看，当年的基金结余率与累计结余偏高。因目前投资渠道十分狭窄，医保基金是否合理运用，直接关系到参保人群的收益水平。

第七章　中国医疗保障制度改革中的实践与探索[1]

从世界各国医疗保障的发展实践来看，建立多层次保障体系满足不同水平的医疗保障需求是共同的选择，也是必然的选择。多层次医疗保障体系的建立顺应了医疗需求的客观发展规律，同时也符合不同人群不同层次健康保障需求。人们不仅有疾病治疗方面的需求，同时对疾病预防和保健、康复和健体等也有需求。此外，不同的经济状况、年龄层次、健康状态下的个体对医疗保障的需求也各有不同。

从国际经验来看，大多数国家医疗保障体系的建立都是以不同收入人群对健康保障的不同需求为基础，设置不同的医疗保障制度。一般而言，人群被分为低或无收入人群、中等收入人群和高收入人群，分别以医疗救助、社会医疗保险和市场化商业健康保险对其进行覆盖（图7-1）。

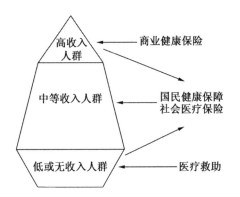

图7-1　根据收入水平建立的医疗保障体系

---

[1] 本章内容在征求原作者同意的前提下进行了修改、合并（根据丁航、卢娜各自撰写的原稿部分修改而成）。

一般而言，面向中等收入人群的社会医疗保险是一个国家医疗保障体系的基本或主体制度，由于其具有加入的强制性和覆盖人群的普遍性，往往设定了统一的缴费和给付标准、一定的起付线、自付比例和封顶线，难以满足不同收入水平的公民不同的医疗保障需求。因而，在此之外还可由其他形式的医疗保障制度来供不同收入水平的人群选择。

有经济能力的高收入人群往往通过购买市场化商业健康保险作为附加保障，获取更高水准的医疗保障。例如，在发生社会医疗保险无法保障的大病之时，商业健康保险的补充将会大大减轻患者的经济负担。即使在实行国民健康服务制度的英国，也有一部分人群为享受更好的健康服务而选择商业健康险。

而低收入人群因为经济状况的限制，不但无法将健康需求诉诸商业补充保险，可能连社会医疗保险也无力参加，能力有限的社会医疗更无法完全解决其保障需求，医疗救助有其建立的必要性。目前，各国在这方面保障的形式和水平均有所不同，可归为四种类型：一是由政府财政建立医疗救助制度，如美国的医疗救助和老年医疗照顾制度。二是通过立法免除低收入人群的缴费或纳税义务，将其纳入社会基本医疗保障制度，德国、英国、意大利、瑞典等国采取这种做法。三是在社会保险制度国家，政府财政向基本医保基金缴纳费用，帮助低收入人群加入社会基本医疗保险制度。四是一些发展中国家实施的医疗服务机构对低收入人群减免费用及政府对发生的费用给予补贴的混同救助制度。

根据约翰·洛克的有限政府理论，政府的职能和权力都是有限的，多层次医疗保障体系的建立符合全能政府向有限政府转变的客观要求。

就政府职能角度而言，在医疗保障领域，政府并不能一揽子全包，提供完全的社会医疗保障。首先，政府财政力量有限，过高的医疗预算往往对其他公共支出产生挤出效应，而过于慷慨的保障水平会诱发民众的道德风险和行为风险，可能会导致医保经费不足，进而使医疗服务供给不足，增加候诊时间，甚至降低医疗服务质量。其次，伴随人口老龄化和医疗技术的进步，医疗成本日益上升，慷慨的社会医疗保障难以为继，可能成为债务危机爆发的重要诱因。例如，在欧债危机的背景下，丹麦、瑞典等高福利国家的政府也出现财力难以为继的迹象。政府有限的财力和人民对健康的无限需求的矛盾迫使政府选择解决主要卫生问题的社会医疗保险。

就政府权力角度而言，完全依赖政府主导公共医疗保障体系，极易出现"政府失灵"的问题。一是由于缺乏竞争压力、没有降低成本的激励机制及监督信息不完备，公共医疗保障体系的相关机构往往效率不高。二是政府权力的介入导致医疗保障资源配置过程中出现"寻租现象"，从而产生大量社会成本，诱发各方利益的冲突和博弈，造成市场发展的不平衡性和不公平性，损害公众利益。三是利益集团与官僚机构的存在将导致政府扩张，容易使公共医疗保障体系陷入"官设、官办、官管、官督"的高度集权的组织管理模式和"暗箱操作"的运行格局，缺乏监督机制，导致低效率。

因此，在市场经济体制下，建立多层次医疗保障体系，政府在推进社会医保进程中调动和整合社会力量，扩展其发展空间，拓展医疗保险的内涵，实现政府与市场的合作共进符合有限政府的客观要求。本章从实践层面分别围绕大病保险与医疗机构两个领域解读近期我国医疗改革领域中的重点和难点。

第一节　大病保险的地区探索

不同的历史时期我国对重大疾病的界定及保障渠道都有所不同。计划经济时期，公费和劳保医疗制度主要依靠政府。向市场经济过渡时期，覆盖城乡不同群体的基本医疗保险制度逐步建立，市场因素陆续进入医疗保障体系，但保障重大疾病的能力依然不足。以保障大病为主要目的的农村和城市医疗救助制度先后建立，政府承担主要责任，但制度仍有缺位。2012 年 8 月 30 日，国家发展改革委、卫生部、财政部等六部委《关于开展城乡居民大病保险工作的指导意见》（简称《意见》)正式公布，一个在基本医疗和医疗救助之外的，由政府主导建立、商业保险机构承办的，以费用作为补偿标准的大病补充医疗保险制度形成。大病保障至此进入新的发展阶段。

一、《意见》的出台背景

基本医疗保险制度覆盖了城乡大部分人群，人们的基本医疗需求得到了满足。然而，无论是在城市还是在农村，依然有部分因病致贫的困难群体因种种原因不能共享社会发展成果。为弥补基本医疗的缺失，2003 年，民政部、卫生部、财政部联合发布《关于实施农村医疗救助的意见》，要求通过政府财政拨款和社会捐助等多种渠道，对患大病的农村五保户和贫困家庭实施医疗救助。2005 年，民政部等四部门颁布《关于建立城市医疗救助制度试点工作的意见》，帮助城市居民最低生活保障对象中未参加城镇职工基本医疗保险的人员及虽已参加城镇职工基本医疗保险但个人负担依然较重的人员和其他特殊困难群众解决就医难题。2009 年，民政部等四部门联合发布的《关于进一步完善城乡医疗救助制度的意见》从公平角度出发，要求建立城乡统一的医疗救助体制，通过资助参合（保）、基本医保报销后给予医疗救助报销、以临时救助方式对发生大额支出的困难群体给予帮助，确保救助对象就医时可以获得基本的经济风险保护，避免经济困难影响其利用基本医疗服务。城乡医疗救助制度作为公共产品的一种，由政府提供，它是医疗保障体系的最后防线，是基本医疗的重要补充，其运行结果关乎医疗保障的可及性和水平。上述基本医疗和医疗救助中关于重大疾病的保障多限定于医学病种，部分群体患大病发生的高额医疗费用仍然得不到保障。

2012 年，六部委联合下发《意见》，以费用为基础的城乡居民大病补充医疗保险在全国范围内进入探索阶段，利用基本医保结余基金对城镇居民基本医保、新农合参保（参合）人住院实际花费的高额费用进行二次报销，加大了保障力度，这是对基本医疗保障功能的有益补充，有利于完善多层次医疗保障体系。同时，这又是市场因素对政府职能的重要补充，政府主导与市场机制作用相结合有利于为参保群众提供更为高效保质的医疗保险服务。具体出台原因有以下几点。

1. 经济持续发展，覆盖城乡的全民基本医疗保障体系基本建成

改革开放以来，我国经济持续快速增长，逐步建立和完善覆盖城乡的社会保障制度体系是保证民众共享经济发展成果的重要途径。目前，我国以基本医疗保障为主体的多层次医疗保障体系已经初步建成。

截至 2011 年年底，城镇职工医保、城镇居民医保、新农合三项基本医疗保险制度参保人数达到 13.05 亿人，参保率超过 95%（其中，新农合、城镇居民医保及二者的结合体城乡居民医保覆盖面已超过 10 亿人[1]，2013 年新农合参合率已达 99%），政策范围内报销比例在 70% 左右。城乡医疗救助制度提高了贫困人群的就医可及性，为城乡居民"病有所医"提供了制度保障，织起了世界上最大的基本医疗保障网。

2. 医疗救助与基本医疗保险水平较低，不足以满足群众的大病需求

在我国全民医疗保障体系得以发展的同时，我们也应该看到，我国医疗救助、基本医疗保险的水平比较低，制度还不够健全，对大病的保障依然不到位。2011 年，我国发生灾难性卫生支出的家庭占比为 12.9%，比欧洲国家高出了近 10 倍，医疗保障制度对重大疾病的保障能力有限。

以大病救助为初衷建立起来的医疗救助制度覆盖范围窄、资金相对不足、救助标准和封顶线偏低且区域资源分配不均，对大病的保障存在缺位。目前，我国符合医疗救助条件的救助人数已近亿人，救助范围已扩展到贫困边缘人群，而救助对象人均筹资却不足 200 元，只够一次门诊医疗费用。2010 年，我国城市医疗救助人均每次获助 258 元，农村人均每次获助 148 元。各地救助水平普遍较低，全年救助的最高限额普

---

[1] 中华人民共和国审计署.2011 年全国社会保障资金审计结果［EB/OL].（2012 - 08 - 02）［2020 - 05 - 10].http：//www.gov.cn/zwgk/2012 - 08/02/content_2196871.htm.

遍都在 1 万元以下，对动辄十几万元甚至几十万元的重特大疾病贫困患者来说只是杯水车薪。

基本医疗制度由于设置了医保报销封顶线，超过封顶线的大病开销基本医疗保险不予报销。此外，药品、诊疗项目、服务设施三大目录对"保基本"定义谨慎，入列药品缺乏针对大病的特效药和进口药，大大限制了参保群众的可报销项目和金额。特别是城镇居民和农民的基本医疗保险水平相对于职工而言本就低，更缺少了单位的补充医疗保险，保障明显不足。而对于大病患者来说，由于疾病治疗的需要，对社保报销目录以外的诊疗项目、药品等需求量较大，超出封顶线的治疗费用得不到保障，实际补偿比例会更低，甚至低于 20%，个人负担较重，因病致贫、因病返贫现象比较普遍。2011 年，基本医保实际补偿比例平均仅为 50%左右（城镇居民医保为 52.28%，新农合为 49.20%，城乡居民医保为 44.87%）[1]，仍有超过一半以上的医疗费用需要群众自己承担。且由于地区经济发展不平衡，各地的保障水平也参差不齐。在东部经济发达地区，如苏州，2012 年，职工医保住院医疗费用制度内结付比例达到 85%（苏州市级达到 90%以上），城乡居民医保住院医疗费用制度内结付比例在 70%以上（苏州市级达到 75%）。而在中西部经济欠发达地区，基本医疗制度内结付比例只有 40%~50%，甚至更低，这就意味着，一旦发生大病，居民将要承担大额的自负费用。上述数据均说明了，在全民医保体系建设的进程中，对国民生大病的保障有所缺失。

从全国范围来看，现行的由政府主导的基本医疗保险和医疗救助制度不完善，保障水平较低，在应对重大疾病方面力量不足，难以满足人民日益增长的健康保障需求。在基本医疗保障体系之外依靠市场力量，建立针对大病的补充医疗保险是大势所趋。

与此同时，基本医保基金累计结余的规模较大。2011 年年底，三

---

[1]　中华人民共和国审计署 .2011 年全国社会保障资金审计结果［EB/OL］.（2012 - 08 - 02）［2020 - 05 - 10］.http：//www. gov. cn/zwgk/2012 - 08/02/content_2196871. htm.

项基本医保基金累计结余 1 364 亿元，其中，新农合基金累计结余 824 亿元，城镇居民医保基金累计结余 414 亿元，城乡居民医保基金累计结余 126 亿元。保障水平不高，基金却有结余，有必要针对基金结余设计更为合理的制度结构，通过市场力量提供补充医疗保险，应对群众的大病保障需求。

3. 商业健康保险积极参与社会医疗保障建设，全国已有大病保险试点成功案例

作为我国目前"低水平、广覆盖"基本医疗保障制度的重要补充，商业健康保险在现实中已经在多层次医疗保障体系的建设中发挥着日益重要的作用，为满足国民个性化的医疗保险需求提供多样化灵活丰富的服务。近年来，一些地区从实际出发，在基本医疗保险的基础上，引入市场机制，与商业健康保险公司共同探索建立了大病医疗保险制度。

截至 2011 年年底，云南、河南、山西等 24 个省份（部分市、县）针对城镇居民探索建立了补充医疗保险制度；广东、云南、湖北等 16 个省份（部分市、县）则针对农村居民探索建立了新农合补充医疗保险制度。其中，有超过 1/4 的统筹地区创新运行管理方式，引入商业保险机构承办补充医疗保险，以广东湛江、江苏太仓、云南楚雄、辽宁盘锦等地为代表，取得了较好的成效。[1]各地的有效实践为全国范围内设计、推行针对大病的医疗保险政策提供了参考。

二、《意见》的内容探析

1. 保障内容

建立在城镇居民基本医疗保险和新型农村合作医疗制度基础上的城乡居民大病保险制度以前两种制度内的全体参保（合）人为保障对象。

在上述基本医疗保险制度的基础之上，城乡居民大病保险对被保险对象由于大病而产生的大额医疗费用在基本医保进行过报销补偿之后，

---

[1] 蔡亮. 黑龙江省新农合大病保险发展模式及对策研究 [D]. 哈尔滨：东北农业大学，2013.

对个人负担部分的合乎规定的医疗费用进行二次报销补偿。其中，大额医疗费用即大病保险的起付线一般按照参保者全年负担的合规医疗费用高于所在地上年城镇居民年人均可支配收入、农村居民年人均纯收入作为界定标准。

《意见》规定，各地在制定大病保险补偿政策时，该保险的实际支付比例不应低于50％。同时，按医疗费用高低分段设定支付比例，原则上医疗费用越高，支付比例越高，并随着筹资、管理和保障水平的不断提高，逐步提高大病报销比例，这样设计的目的是尽可能减轻个人医疗支出负担，避免参保者个人或家庭发生灾难性医疗支出。在封顶线方面，《意见》并没有预先设定大病保险的最高支付限额目标水平，从而各地区可以更为灵活地设置封顶线。

2. 资金筹措

《意见》规定，各地在制定城乡居民大病保险具体政策的过程中，有关筹资标准应当结合当地"经济社会发展水平、医疗保险筹资能力、患大病发生高额医疗费用的情况、基本医疗保险补偿水平，以及大病保险保障水平等因素，精细测算，科学合理确定"。

城乡居民大病保险资金一般来源于城镇居民基本医疗保险基金、新型农村合作医疗保险基金。基本医疗保险基金中若有结余，则利用结余，划出一定的比例或额度作为大病保险资金；若基本医疗保险基金没有结余或结余很少，则在上述基本医疗保险制度提高筹资时统筹解决。

从国务院医改办对2011年全国1亿人口样本数据的测算情况来看，样本各地大病的发生概率在0.2％～0.4％，平均为0.3％。按照50％的实际报销比例，人均筹资最少的地区为17元，最多的为60元，平均在45元左右。

3. 运行机制

城乡居民大病保险制度采取向商业保险机构购买大病保险的方式，由商业保险机构提供具体承办服务。各参与主体的责任如图7-2所示。

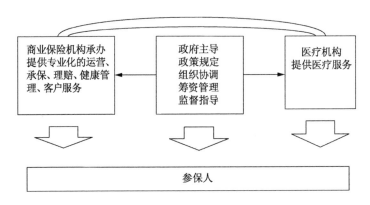

图 7-2　城乡大病医疗保险的责任划分

政府部门：一是通过制定大病保险政策，统一确定该保险的筹资标准及方式、保障水平及二次报销范畴、起付线及封顶线、给付比例、就医、结算管理等内容，要求坚持公开、公平、公正和诚实信用的原则，通过政府招标选定承办大病保险的商业保险机构。二是分别从资格准入、财务制度、信息安全、合同管理等多角度、全流程对商业保险机构承办大病保险实施严格的监管，合理控制商业保险机构盈利率，并对超额结余及政策性亏损建立相应动态调整机制，在"收支平衡、保本微利"前提下，确保制度的可持续发展。

商业保险机构：通过竞标接受政府委托，签订保险合同，提供大病保险业务的承办服务，承担市场经营风险，对自己利润和损失负责的同时，坚持保本微利原则。为参保人提供专业化的运营、承保、理赔、健康管理等服务，强化与医疗机构的合作，建立专业化的医疗风险控制平台。

医疗机构：向参保人提供医疗服务。

2009 年，新医改方案在政策层面对商业健康保险进行了明确的定位，提出了"加快建立和完善以基本医疗保障为主体，其他多种形式补充医疗保险和商业健康保险为补充，覆盖城乡居民的多层次医疗保障体系"，提倡通过各种途径鼓励商业健康保险公司的发展。在保障社会医疗保险基金安全及建立有效的监管机制的基础上，建议政府可以向通过资质审查的商业健康保险公司购买医疗保障服务，借助市场力量经办社会医疗保险业务。

三、商业健康保险参与医疗保障体系建设的主要途径

在新形势下持续发展的商业健康保险作为重要的市场因素，以多种形式参与医疗保障体系建设，填补着基本医疗和医疗救助的不足，目前主要以三种角色出现。

1. 商业健康保险的承保人

商业健康保险公司根据市场需求提供多样化的商业健康保险产品和服务。不仅注重提供事后的健康医疗保险，更趋向于和事前健康管理相结合，在经营最基本的经费报销和经济补偿外，不断向全面健康保障管理方向发展，通过疾病发生前、发生中和发生后全流程的监管，多方位保障参保人的健康水平，不断丰富健康保险产品的内涵。

2. 社会基本医疗保障的经办人

商业健康保险作为基本医疗的经办人，主要有管理型和经营型两种模式。

管理型模式是指商业保险公司向政府收取一定的管理费用，提供基本医保的相关经办管理服务，并不承担基金管理风险和盈亏。这种模式有利于发挥商业保险公司专业的医疗管理特长，提高经办效率，减轻政府操作压力。但是，这种模式下市场参与程度低，缺乏有效持续的动力，而且向商业保险公司支付的经办费用也将成为政府的财政成本。

经营型模式是指以基本医疗保险的参保人为保障对象，由政府社保机构在基本医疗基础之上统一向商业健康保险投保，双方通过合同形式，由商业保险公司提供大病补充医疗保险，在市场化环境下，商业保险公司自主经营、承担风险。该模式下市场参与程度高，但就目前实践情况来看存在一些问题。例如，在招标过程中可能会引发低费率的恶性竞争、商业保险公司在许多方面缺乏权限而导致实际参与程度不高、商业保险公司的实际赔付率经常会因宏观政策的影响而缺乏稳定性等。

3. 医疗服务机构的投资人

2010 年，国家发展改革委、卫生部、中央编办等五部委联合颁布《关于公立医院改革试点的指导意见》，明确地鼓励商业保险公司投资医疗机构。纵观国外已有的相关经验，商业保险公司投资医疗机构一举两得，不但可以促进双方在医疗领域加强业务往来与合作，结合保险行业与医疗服务行业的专业优势，实现优势互补，便于国民享受更为优质的医疗服务，同时还可以对医疗服务行为进行有效监管和控制，预防道德风险的出现。

四、商业健康保险参与大病保险的实践探索

商业健康保险参与大病保险的实践作为上述商业健康保险参与医疗保障体系建设的第二种模式，目前在全国各地的实践大致可以分为三种类型。

1. 政府部门利用基本医疗保险基金向商保购买大病补充保险

在此种类型中，不需要参保者直接缴费，而是由政府的社保部门按照一定的标准从基本医疗保险统筹基金中提取一定的比例或金额，向商业保险公司购买补充大病保险，双方签订合同，对城乡居民超过基本医疗保险报销封顶线的部分给予二次报销补偿，商业保险公司自负盈亏的同时坚持保本微利的原则。该类型的代表地区主要有江苏太仓、广东湛江、福建厦门、湖北襄阳等地，《意见》就是以这些地区为母版而设定出台的。

2. 参保者个人缴费、政府引导购买商业大病保险

在此种类型中，大病补充医疗保险的资金主要来源于个人缴费。参保者除缴纳基本医疗保险费用之外，还会另外缴纳一部分大病保险费用，在政府的引导下购买商业补充大病保险。该类型的主要代表地区有江苏江阴、云南楚雄等地。《意见》出台之后，一些地区也尝试利用类似方式提供商业健康保险，如苏州工业园区实行个人缴费和政府补贴相结合的筹资模式。

3. 商业保险公司接受委托提供经办管理服务

在以河南新乡和洛阳等地为代表的这种类型中，商业保险公司一开始提供的仅仅是社会基本医疗保险的经办服务，后来逐渐扩展其业务范围至大病保险。在这样的委托管理模式中，商业保险公司与政府各自责任明确，政府向商业保险公司支付委托管理费，不需要其承担任何基金风险。在河南新乡，建立在政府统一组织引导、社保等职能部门有效监管及仅由定点机构提供医疗服务的基础上，中国人寿保险股份有限公司接受委托全面经办新乡市新型农村合作医疗的业务，只收取经办费用而不必承担任何风险。

五、苏州工业园区商业补充大病保险解析

1. 苏州工业园区商业补充大病保险政策背景

苏州工业园区（Suzhou Industrial Park，简称 SIP）是苏州市市辖的国家级经济开发区和县级行政管理区。它是中华人民共和国和新加坡共和国两国政府间重要的国际合作项目，于 1994 年正式成立。2019 年，苏州工业园区共实现地区生产总值 2 743 亿元，公共财政预算收入 370 亿元，进出口总额 871 亿美元，社会消费品零售总额 543 亿元，城镇居民人均可支配收入超 7.7 万元。在商务部公布的国家级经开区综合考评中，苏州工业园区连续四年（2016 年、2017 年、2018 年、2019 年）位列第一。

苏州工业园区医疗保险制度根据覆盖群体的不同分为两类：第一类是面向园区各类就业人员的职工基本医疗保险制度。其中，参保的用人单位及职工适用园区社会保险（公积金）制度，借鉴新加坡公积金模式，建立统一的涵盖基本养老保险、基本医疗保险、工伤保险、失业保险、生育保险和住房保障的社会保险基金，各项基金分别建账，分账核算[1]。其他灵活就业人员及退休人员统一参加基本医疗保险。第二类

[1]《苏州工业园区社会保险（公积金）管理暂行办法》（苏园管〔2011〕15 号）。

则是面向城乡居民的居民基本医疗保险制度，由个人参保，社区、村集体扶持，区、镇财政资助。根据对象不同，分为城镇居民基本医疗保险和被征地居民基本医疗保险。2012 年，园区的基本医疗覆盖率已经超过 99%。

为贯彻落实《意见》精神，2013 年 1 月 1 日，苏州工业园区社会保险基金（公积金）管理中心就园区商业补充大病保险向商业保险公司投保，中国太平洋人寿保险股份有限公司、中国人寿保险股份有限公司按比例联合承保。作为基本医疗保险的补充，商业补充大病保险首次将自费费用纳入了报销范围，使参保人员在基本医保待遇的基础上，可以对大额自负和自费费用进行再次报销。

2. 苏州工业园区商业补充大病保险政策框架

表 7-1　苏州工业园区商业补充大病保险政策框架

制度要素	制度内容
制度主体	政府、商业保险公司（太平洋人寿和中国人寿联合承保）、社会医疗保险参保人
运行方式	政府部门公开招标，商业保险公司通过竞标承办业务，双方合署办公
制度性质	商业补充大病保险基本医疗保险（职工医保和居民医保）参保人
覆盖人群	园区基本医疗保险制度（职工医保和居民医保）参保人
筹资来源	个人缴费＋医保统筹基金划拨
筹资标准	第一年 38 元/人，以后各年度分别为前一年标准的 110%
补偿范围	在定点医院和门诊医疗机构发生合规自付费用超过 6 千元分段累进赔付，无报销封顶线、无基本药物目录等限制，制度规定了九项除外情况
风险共担	商保机构净利润不超过保费的 5%，亏损 5% 以上由商保机构和政府财政共担
责任除外	门诊、零售药店购药、器官源及组织源等九项不予报销

资料来源：《苏州工业园区商业补充医疗保险实施意见（试行）》（苏园管〔2012〕41 号）。

（1）政府在基本医疗保险基础上引入商业保险机构承办大病补充医

疗保险。

苏州工业园区按照第一年38元/人的标准为参保者向商业保险公司投保,第二、三年度则按照前一年110%的标准筹措资金。保费由个人缴费与医保统筹基金划拨相结合,第一年参保人员个人缴费15元,其余部分从统筹基金划拨。在一个保险年度内,参保人员在享受基本医疗保险的基础上,在园区定点医院和公立的定点门诊医疗机构发生的符合规定的自付医疗费用,满6千元后即可享受800元的赔付,超过6千元以上的部分按表7-2分段累进赔付,上不封顶,突破了医疗保险目录和封顶线的限制。

表 7-2 苏州工业园区商业补充大病保险赔付标准

自付(含自费和自负)医疗费用分段	补偿比例	
满6千元	800元	自负费用是指医保报销目录范围内的应由个人负担的医疗费用;自费费用是指医保报销目录范围以外的医疗费用
6千~1万元	40%	
1万~2万元	50%	
2万~5万元	60%	
5万~10万元	70%	
10万元以上不封顶	80%	

(2)政府与市场联合办公,提供专业全面的保险服务。

苏州工业园区大病保险定位为商业补充医疗保险,根据《意见》引入商业化运作模式。它又是由政府代参保人群投保商业保险的一种特殊形式,政府预先设定了商业保险公司进入的标准、该保险的筹资标准和赔付率、对保险的运作过程全程监控。商业保险公司在政府预设的具体政策框架下运作。商业保险机构具有服务网点分布广泛、理赔业务团队专业、信息化数据平台成熟和全方位的配套服务体系等专业优势,通过建立与社保机构风险共担的管控机制和运营管理模式,进一步提高苏州工业园区医疗保险的运行效率和管理服务水平。根据保本微利原则,苏州工业园区大病保险规定商业保险机构的净利润率不得超出5%,超出部分将作为风险准备金留存。同时，对于保费支出高于保费总额 105％ 以内的部分由商业保险机构自行承担，高出 105％ 的部分则由商业保险机构与政府财政共同分担。

苏州工业园区大病保险由中国太平洋人寿保险苏州分公司和中国人寿保险苏州分公司按照 51％ 和 49％ 的比例联合承保，成立高素质的专项服务小组，与社会保险（公积金）管理中心建立联合办公机制，为参保人员提供"一站式"服务，确保理赔、财务、信息技术等环节的高效畅通。参保人员在苏州工业园区医疗保险定点医院和公立的定点门诊医疗机构发生医疗费用持相关就医凭证进行刷卡结算后，基本医保待遇部分由医院与中心结算，参保人员现金支付自付（自负及自费）部分。凡符合规定的自付医疗费用累计超过 6 000 元的参保人员无须申请，商业补充医疗保险的理赔系统将根据参保人员已完成结算的刷卡数据自动生成理赔案，经项目理赔人员审核后结报，理赔款将由保险公司在规定期限内通过苏州工业园区医保卡的银行卡业务功能或存单方式直接赔付给参保人员。转外或居外人员在异地发生的医疗费用，参保人员也仅须携带包括医疗费用发票、出院小结、医嘱清单及费用结算清单等相关就医证明材料至苏州工业园区社会保险基金和公积金管理中心的商业补充保险联合经办窗口通过一站式服务申请办理即可。

此外，苏州工业园区商业补充医疗保险开通咨询和申诉电话服务，受理被保险人的咨询和申诉请求；协助社保机构对定点医疗机构的医疗费用、医疗服务行为进行定期检查和考核；向参保群众提供有关健康保障的增值服务，预防大病的发生。

第二节　公立医院改革的地方探索
——以苏州市为例

为打破医疗资源供给不足、分布不平衡的局面，解决"看病贵、看病难"的问题，政府对医疗卫生体制进行了改革，改革范围涉及多个方面，近年来改革范围不断扩大，改革力度不断增加。其中，公立医院改革是医疗卫生体制改革的重点。公立医院改革涉及政府、医院、医药厂商等多方博弈，因此，公立医院一直以来都是医疗卫生体制改革的难点。公立医院改革不能顺利进行，基本医疗卫生服务的可及性和可得性缺陷也就无法改善。原因在于公立医院长期垄断优质医疗资源，且多集中在大城市，造成医疗资源区域分布不合理，偏远地区患者就医存在距离上的不可及性。而政府管办合一的管理体制，加之缺乏合理的补偿机制，导致公立医院出现了以药养医的现象，产生了公益性和逐利性之间的冲突，医药费用涨速快，导致了医疗资源的不可得。

以《关于深化医药卫生体制改革的意见》出台为标志的公立医院试点改革，从 2009 年开始至今已有 11 年，这段时间里公立医院改革不断深化，改革领域涉及多个方面，力度和深度都很大。但改革也不是一蹴而就的，当一项改革触及利益群体的固有利益时，改革推进将十分困难。因此，尽管近年来公立医院改革及其深化措施取得了一定成效，但改革进程中仍存在不少挑战和制约因素。苏州市作为全国经济发展位居前列的城市，在 2015 年——深化公立医院改革之年，又被选作江苏省公立医院综合改革试点，全面推进公立医院改革。2016 年，苏州市全市共有 65 家公立医院，占医院总数的 31.55％ [1]，公立医院数量较多，承担了苏州市民就医的主要任务。因此，将苏州市公立医院改革作为研究对象有一定的代表性。本节以苏州市公立医院改革为对象，通过回顾和梳理苏州市公立医院改革的各项措施，在其当前进展基础上，找出改革中存在的不足，并提出一些解决思路，以及对公立医院改革的一些思考。

---

［1］ 苏州市卫生和计划生育委员会.2016 年苏州市卫生计生事业发展情况公报［EB/OL］.（2017 - 03 - 30）［2020 - 05 - 27］.http：//www. suzhou. gov. cn/szsrmzf/bdwglywwjis/201705/J0RQLY 8E88W53EC39XW102D9YV2746JT. shtml.

一、公立医院改革中政府行为的逻辑框架

公立医院改革首先要做的就是改革管理体制，明确政府定位，理清政府权责范围。郑秉文曾指出公立医院改革表面上看是公益性和竞争性的权衡取舍，但体制上却是行政化与去行政化的冲突，其本质上还是法人化与非法人化的理念冲突，是政府在公立医院改革中的定位问题。因此，改革管理体制，进行法人化治理应成为公立医院改革的一个重要环节，也是改革目标之一。通过改革管理体制，实行市场化运作，优化政府职能，释放公立医院活力。对于去行政化后的公立医院，政府对其进行政策上的引导和监督约束，帮助公立医院改进其在医疗卫生服务领域的可及性和可得性。

居民"看病难"主要是因为医疗服务的不可得性。可得性可理解为获取资源的容易程度，通常有以下几层含义：资源在空间距离上的可得性，资源在数量上的可得性，资源在质量上的可得性。在公立医院改革中则表现为公立医院在空间区域上的分布是否均衡，公立医院中的优质资源数量是否能够满足作为需求方的患者的就医需要，不同功能的公立医院数量配比是否合理。邓大松等（2012）通过对 112 份文献的整理分析发现，公立医院改革的研究者表示，"政府投入下降、卫生补偿机制扭曲、医院约束机制不完善"是造成公立医院逐利性日增、公益性淡化的重要原因。[1]公立医院逐利性日增从而导致了公共医疗卫生服务的不可及性。在这里可及性主要是指医疗资源的需求方在购买力一定的情况下能够获得所需的医疗资源，或者提升需求方的购买力，使其有足够的购买力购买医疗资源。从这个角度出发，加大政府对医疗卫生事业的投入，建立并完善对公立医院的补偿机制，加强对公立医院的管理约束，破除其逐利困境，是恢复公立医院公益性的主要路径。同时，进一步扩大医保报销比例，将更多的药品和服务纳入公立医院的费用报销项目之

---

[1] 邓大松，徐芳. 自利性与公益性：公立医院改革的困境与突破——基于相关文献的内容分析[J]. 江汉论坛，2012（9）：64-70.

中，共同解决居民"看病难"的问题。

由此，构建出了在公立医院改革中政府行为的逻辑框架（图7-3），下文将围绕该框架研究苏州市公立医院改革中的政府行为。

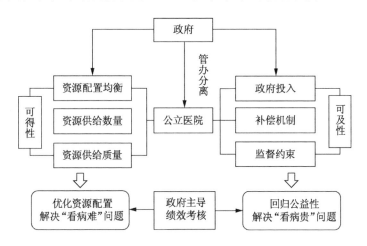

图 7-3　公立医院改革中政府行为的逻辑框架

二、苏州市公立医院改革的实践

1. 率先推行委员会型管办分离模式

早在 2004 年苏州市政府就对市属医院的管理体制进行了试点改革，在国内实属先例。2004 年，苏州市人民政府出台《关于市属医院实行管办分离改革的试行意见》，决定由市属医院各自成立医院管理中心理事会，作为各市属医院的管理机构，政府将管理权移交给理事会，不再对其进行日常运营的直接干预。但政府仍拥有对各公立医院的所有权，医院的公有性质不变。医院管理中心拥有用人、分配权及限额以下项目建设和设备采购决定权。药品、医疗设备等采购在政府监督下，由管理中心组织实施。医院业务领导人员的职务也由理事会决定，不再由政府任免。2008 年，苏州市卫生局又出台了《市属医院管理中心独立理事实施办法（试行）》，决定设置 4 名独立理事，其中市卫生局委派 2 名，市直医疗卫生单位中产生 2 名，并规范了独立理事成员的设置、任职条件、聘用及行使职责。经过十余年的发展，医院管理中心理事会逐渐演变为现在的医院管理委员会（管理模式见图7-4）。为进一步推动公立医院的去行政化，2014年，苏州市依据中央下发的《关于对卫生计生行政部门负责人在公立医院兼任领导职务进行清理的通知》，明确卫生部门与公立医院领导职务不得兼任，加快了医院领导团队的专业化和专职化发展。

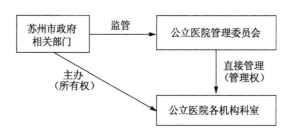

图 7-4 苏州市公立医院委员会型管理模式

政事分开、管办分离的法人化管理有助于构建起权责清晰的管理模式，推动了公立医院的自治化管理进程。减少了政府看得见的手的束缚，有助于各家公立医院探索符合自身发展的建设路径。同时，在政府的引导和监管下，苏州市各家公立医院在市场化运作时也能够避免市场失灵带来的弊端。

2. 配合医药改革建立补助新机制

近年来，苏州市不断加大对医疗卫生事业的投入，2016年全市医疗卫生事业投入73.55亿元，其中拨付医院经费25.98亿元，增幅为56.69%。解决"看病贵"的问题，实行医药价格改革是关键。2015年，苏州市出台了《苏州市公立医院医药价格综合改革实施方案》，其中严控公立医院药品及护理服务项目价格是医药改革的重要内容。同时也要求公立医院实行药品（中药饮片、医院制剂除外）零差率销售，控制患者就医的高昂医药费用支出。同年，苏州市人社局出台了医保政策调整的配套措施，在"总量控制、结构调整"的原则下，将部分项目的门诊费用纳入医保结算范围，调整了部分项目的医保结算比例。无论是药改还是医改，其目的都是控制居民就医的医疗支出不大幅增加。但该做法会加大公立医院的政策性亏损，对此，苏州市政府在医药改革的背景下，进一步完善了公立医院的财政补助机制。2016 年，苏州市出台了《苏州市属公立医院财政补助（暂行）办法》，为防止"以人定费"即以编制人头计算补助费用的补贴方式带来财政投入不合理增长，创新性地提出与绩效考核挂钩的补助新机制，采用"以事定费"的补助计算方式。实行差别化补助政策既可补偿公立医院在医药改革中的政策性亏损，以财政补助保持其公益性作用，也可引导其积极配合医药改革，调动医院工作积极性，增强其责任感。表 7-3 是近年苏州市关于公立医院医药价格改革和财政补助的相关文件，在这些文件的指导下，居民的医药费用得到控制，降低了其就医负担（公立医院收费情况对比见表 7-4），保障了其合理权益。改革公立医院的财政补助机制，加大对医疗卫生的资金投入，探索科学合理的补助方式，有助于切断公立医院对通过提高医药价格来增加收入的依赖性，缓和自利性与公益性之间的矛盾。实行与绩效挂钩的差别化财政补助机制是苏州市在全省公立医院综合改革中的先行之举。

表 7-3　苏州市关于公立医院医药价格改革和财政补助的相关政策文件

文件名称	相关内容	施行时间
《苏州市深化医药卫生体制改革试点工作实施方案》	加大公立医院改革力度，对公共医疗卫生机构建设发展等各类经费予以补助，财政投入政策上予以倾斜	2015 年 4 月 10 日
《苏州市城市公立医院综合改革试点工作实施方案》	完善卫生投入机制，改革补助方式，强化补助与绩效考核结构挂钩关系	2015 年 8 月 10 日
《苏州市公立医院医药价格综合改革实施方案》	实施部分药品服务零差率销售，破除以药养医现象	2015 年 10 月 28 日

续表

文件名称	相关内容	施行时间
《关于贯彻苏州市公立医院医药价格综合改革实施方案配套调整医疗保险有关政策的通知》	配合医药价格改革,同步衔接医保政策。调整门诊、护理、床位费用等医保支付比例和结算标准	2015 年 10 月 21 日
《苏州市进一步完善政府卫生投入政策的指导意见》	就公立医院补助的范围、内容和责任提出指导意见	2015 年 12 月 18 日
《苏州市深化医改综合试点2016 年工作任务及分工》	落实对公立医院实施医药价格综合改革的政府补助,以及政府对卫生的各项投入政策,建立政府对公立医院财政补助与绩效考核挂钩的补偿机制	2016 年 3 月 31 日
《苏州市属公立医院财政补助(暂行)办法》	在上述文件的指导下,量化细化了不同类别公立医院不同项目的补助、绩效考核方式,建立起科学的财政补助新机制	2016 年 12 月 20 日

数据来源:从相关文件中整理所得。

表 7-4 苏州市部分公立医院同期收费下降情况　　　　单位:元

时间	每出院人次收费	每门诊人次收费
2016 年 8 月	16 064.69	421.89
2017 年 8 月	15 247.00	390.08

数据来源:《苏州市属公立医院财政补助(暂行)办法》重大行政决策后评估报告。

3. 探索发展综合监督新模式

面对权力下放的公立医院,为确保其公益性定位,加强公立医院医德医风建设,苏州市卫健委探索建立了医院执法监督新模式,以发挥政府对公立医院等卫生机构的引导监督作用。2018 年,苏州市卫健委工作要点中指出要健全综合监管制度,加快整合卫生计生行政执法资源,建立健全行政执法全过程记录制度、行政执法公示制度、重大执法法制审核制度,全面推进"双随机一公开"抽查机制,组织实施卫生计生综合监督重点检查和专项整治,重点加强对公共卫生、医疗服务、计划生育等综合监管,依法查处各类违法案件[1]。在对公立医院等医疗机构的监管方面,提出政府、第三方机构、医疗卫生机构和社会力量的四方联合监管机制,其中,政府监管为主导,第三方广泛参与、医疗卫生机构自我管理和社会监督为补充,形成集中、统一、专业、高效的综合监管体系。同时,在政府官网中设立专门的公众监督入口,方便社会公众的咨询、投诉、居保、建议等,对公众提出的各类问题进行及时回复并邀请其对回复进行评价,以保持公众与政府机构的高效沟通。同时,也在探索将信用管理引入公立医院的监督约束中,为医院和医务工作者建立信用档案,推进诚信体系建设。

在四方联合监管机制的作用下,公立医院医德医风建设有了明显好转,在2016—2017年苏州市卫计委委托的医院满意度第三方调查中,送红包、收红包事件有所减少(表7-5),医生受贿现象得到了有效遏制。

表 7-5　治理"红包"工作情况反馈

时间	参与医院/家	送红包情况/人	占回访人数比	退回红包/人	收下红包/人
2016 年第一季度	38	19	0.22%	14	1
2016 年第四季度	49	11	0.15%	7	3
2017 年第一季度	50	10	0.14%	9	1
2017 年第二季度	50	2	0.03%	2	0
2017 年第三季度	51	5	0.07%	3	2
2017 年第四季度	51	4	0.08%	3	1

数据来源:根据每季度第三方调查情况通报汇总得出,其中2016年第二、三季度数据缺失。

[1] 苏州市卫生和计划生育委员会.关于印发2018年全市卫生计生工作要点的通知[EB/OL].(2018-03-07)[2020-05-27].http://www.zfxxgk.suzhou.gov.cn/sjjg/szswshjhsywyh/201803/t20180328_971239.html.

4. 均衡公立医院空间布局

随着经济发展和公共服务水平的提升，加之苏州市对古城保护建设的重视，苏州市区的公立医院已出现超负荷运行现象，市区公立医院附近道路经常拥堵不堪，高峰时段延长，不仅影响了市区车辆的通行，也增加了患者就医的时间成本。为缓解市区公立医院运行负荷过重状况，调整资源配置，苏州市政府近年来严格控制公立医院数量，且通过新建分院将市区公立医院的部分功能逐渐向市区外转移，优化了城市公立医院的资源分布，使公立医院空间布局更加合理。《苏州市医疗机构设置规划（2016—2020 年）》中也指出，老城区内资源相对密集，将东环路、南环路、西环路、北环路以内划为相对控制区，不再新增二级以上综合医院。近几年苏州市新增的 4 所公立三级以上综合医院分别位于工业园区、高新区、吴中和相城区（表 7-6），优化了全市公立医院分布的空间配置。苏大附属第一医院平江院区的建成成功分流了一部分就医群体，即将完工并投入使用的苏州市立科技城医院和独墅湖医院分别位于高新区和工业园区，两家医院的建设也将促进公立医院分布的均衡发展。此外，2013 年苏州市启动了县级公立医院改革进程。从 2004 年市属公立医院管理体制改革开始，到 2014 年年初昆山、张家港被纳入公立医院改革范围（图 7-5），苏州市公立医院改革以就医不出县为目标，实现了从市区到县级的全覆盖。通过构建省、市、县多层级公立医院布局，进一步提升了公共医疗资源的空间可得性。

表 7-6　2016—2020 年苏州市新增公立综合医院名单

所属区域	医院名称
工业园区	苏州独墅湖医院
高新区	苏州市立科技城医院
吴中区	吴中人民医院（现为二级医院）
相城区	相城人民医院（现为二级医院）

数据来源：《苏州市医疗机构设置规划（2016—2020 年）》。

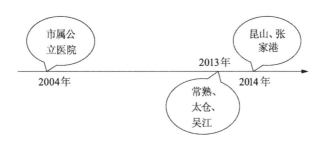

图 7-5　苏州市公立医院改革全覆盖时间轴

5. 增设配套设施提升医院实力

提升医疗资源可得性的另一个途径就是增加优质资源数量，优质资源既包括医疗机构等硬资源，也包括高素质医疗人才这样的软资源。平衡公立医院空间布局中周边城区新增的 4 所公立医院等级均在三级以上（含三级）。《苏州市医疗机构设置规划（2016—2020 年）》中指出，2016—2020 年五年内将新增 17 000 张左右床位，其中超过一半新增床位会设于县办公立医院和基层医疗卫生机构。表 7-7 是公立医院的床位规划情况，2016—2020 年间，市级及以下的公立医院将新增 8 619 张床位。优质的医院资源和医疗设备的增设为苏州市居民提供了更多获得公共医疗服务的机会与渠道。

表 7-7　2016—2020 年苏州市公立医院床位规划情况

单位：张

级别	可新增床位数	2014 年床位数	2020 年规划床位数
市办	2 544	4 656	7 200
县办	5 899	13 301	19 200
其他	176	424	600
合计	8 619	18 381	27 000

数据来源：《苏州市医疗机构设置规划（2016—2020 年）》。

表 7-8　2016—2020 年苏州市按区域配置的床位规划情况

单位：张

区域	2014 年床位数	可新增床位数	2020 规划床位数
城区	24 384	5 516	29 900
吴江区	5 317	2 683	8 000
常熟市	7 052	2 748	9 800
张家港市	8 588	912	9 500
昆山市	6 300	3 700	10 000
太仓市	3 577	1 223	4 800
合计	55 218	16 782	72 000

数据来源：《苏州市医疗机构设置规划（2016—2020 年）》。

6. 改革医院绩效考核制度

绩效评价是指运用一定的评价方法、量化指标及评价标准，对组织为实现其职能所确定的绩效目标的实现程度及为实现这一目标所安排预算的执行结构所进行的综合性评价[1]。对于公立医院而言，通过绩效评价所获得的信息不仅可以为政府和医院管理层提供决策依据，使政策制定更具针对性，达成医院运营目标，也能够反作用于被评估者即医务工作人员，增强其工作责任感，改进医院工作的整体绩效水平。

为提高公立医院医疗服务质量，从注重规模扩张转向注重内涵建设，苏州市卫计委于 2015 年在全市二级以上公立医院开展了"比绩效、优服务、促医改"的活动，活动设计了 20 个绩效考核指标，涵盖了服务质量、服务效率、服务数量和患者满意度四个方面，基本形成了苏州市公立医院绩效考核体系的雏形，并将部分指标的考核成绩与公立医院的政府补助相挂钩。该举措在 2016 年出台的《苏州市属公立医院财政补助（暂行）办法》中已有所体现，将医疗收入增长率、门急诊病人次

---

[1] 肖俊辉，杨云滨，刘瑞明，等．我国公立医院改革绩效评价必要性与基本框架探究 [J]．中国医院管理，2012，32（08）：4-6．

均医药费用增幅、住院病人人均医药费用增幅、药占比、检查和化验收入占医疗收入比重和卫生材料收入占医疗收入比重六个指标得分直接计入各级公立医院获取政府补助的计算公式中，提高了公立医院及其工作人员对高质量完成各项任务的重视程度，有助于公立医院审视自身不足并进行积极改进。

表 7-9　苏州市公立医院绩效评估指标（部分）

绩效指标	考核评分标准	分值
平均出院人次费用	与去年同期比≤5%得8分，每增加1%扣0.3分	8分
平均门诊人次费用	与去年同期比≤5%得8分，每增加1%扣0.3分	8分
药品收入占比	二级综合医院≤45%，每增加1%扣0.3分	5分
检查、化验占比	二级综合医院≤25%得5分，每增加1%扣1分	5分
优质护理	二级医院覆盖70%以上病房，得3分，每降低5%扣0.5分；临床一线护士占全院护士比例≥0.6，得1分，每降低5%扣0.5分	4分
患者满意度、职工满意度	患者满意度≥95%得3分，≥90%得2分，≥80%得1分，<80%不得分。职工满意度≥95%得3分，≥90%得2分，≥80%得1分，<80%不得分	6分
……	……	……
合计		100分

数据来源：关于印发《2015年"比绩效、优服务、促医改"活动方案》的通知，http://public.sipac.gov.cn/gkml/gbm/shsyj/201510/t20151026_395150.htm。

三、改革面临的问题

1. 医疗服务价格涨幅过高

笔者在查阅近年苏州和全国统计年鉴时发现，2016年苏州市区居民医疗保健消费价格较2015年上涨14%，2015年和2014年苏州市区居民医疗保健消费价格分别上涨2.5%和0.6%，该项价格涨幅创近几年新高。其中，药品及医疗器具消费价格较2015年下降0.6%，但医疗服务消费价格较 2015 年上涨了 22.5%。如表 7-10 所示，苏州市区的医疗保健和医疗服务消费价格涨幅同期均高于江苏省和全国，该现象须引起政府重视。医疗保健消费价格涨幅过高可能与 2015 年苏州市公立医院医药价格综合改革有关。按照《苏州市公立医院医药价格综合改革实施方案》中"总量控制、调整结构"的原则，对大部分药品实行了零差率政策，严控药品销售价格，但以提高护理、诊疗项目费用和临床治疗价格的方式对公立医院进行补偿。该方案的实施时间是 2015 年 10 月，从实施时间和方案内容上来看，正好可以解释 2016 年苏州市区居民医疗保健及相关内容消费价格涨幅过高的现象。提高医疗服务价格，体现医务工作者的劳动价值固然在情理之中，但也有可能带来医疗服务价格涨幅过快，以至于出现高于全省、全国平均水平的风险。此次医药价格改革中"居民总体医疗支出负担不加重"的目标或许能实现（2016 年苏州市城镇居民医疗保健消费支出 1 410.97 元，2015 年该项支出为 1 285.54 元），但医疗服务价格涨幅仍应控制，这样才能真正解决居民"看病贵"的问题。

表 7-10　2016 年城市居民医疗保健消费价格涨幅

区域	医疗保健	药品及医疗器具	医疗服务
苏州市	14.0%	−0.6%	22.5%
江苏省	11.2%	−1.0%	17.9%
全国	4.4%	4.4%	4.4%

数据来源：《苏州统计年鉴 2017》和《中国统计年鉴 2017》。

2. 医疗资源区域分布有待优化

图 7-6 是 2018 年苏州大市范围内所有医院的地理分布图，每个点代表一家医院及其所处位置。表 7-11 和表 7-12 是 2018 年苏州市各地区综合医院情况。出于数据和技术的有限性，笔者仅能结合图 7-6 和表 7-11、表 7-12 对苏州市公立医院改革中的区域优化问题进行分析。从图 7-6 可以发现，医院分布密集的地方共有四处，与苏州大市地图进行对照后发现，这四个集中圈分别是苏州市、昆山市、常熟市和张家港

市。其中，最大的集中圈是苏州市，且苏州市的医院分布仍主要集中在苏州市区及其附近。相较而言，吴江区和太仓市的医院数量就要少许多。从表 7-11 和表 7-12 可以看出，工业园区和相城区的综合医院数量都要少于其他地区，而老城区姑苏区的综合医院却有 9 家之多，位居苏州各区之首，且这 9 家医院多为公立医院，如苏州大学附属第一、第二医院，苏州市立医院，苏州市中医院，苏州市儿童医院，等等，可见老城区公立医院仍旧承担了较重的工作负荷，公立医院所代表的公共医疗资源区域分布仍待优化。

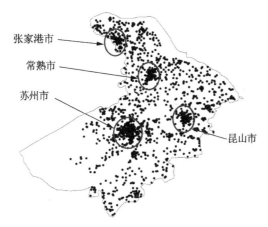

图 7-6　2018 年苏州大市范围内医院分布情况

表 7-11　苏州市分地区综合医院情况

单位：家

行政区划	综合医院
总计	80
苏州市	29
张家港市	20
昆山市	15
常熟市	10
太仓市	6

数据来源：《2018 年苏州市卫生健康事业发展情况公报》。

表 7-12　苏州市各区综合医院情况

单位：家

行政区划	综合医院
姑苏区	9
高新区	6
吴中区	5
吴江区	5
工业园区	1
相城区	3

数据来源：《2018 年苏州市卫生健康事业发展情况公报》。

3. 绩效考核指标有待完善

表 7-13 是 2015 年苏州市二级以上公立医院综合改革绩效考评的所有指标，虽然考核内容涉及范围较广，且据相关报道，绩效考核指标涵盖了服务质量、服务效率、服务数量和患者满意度四个维度，但从整体来看 20 个指标划分依据仍不明晰，不能很好地体现出这四个维度，划分标准不明显，且缺少各项指标的设立依据及相应分值的赋值依据。绩效考核指标的设计不够精细，不利于政府迅速准确地掌握公立医院运行状况与改革进展，从而进行正确的政策引导和扶持。对于医院自身而言，绩效考核结果不能较好地反映实际情况，管理层也难以有针对性地改进医院管理，为患者提供更为便捷的优质服务。

表 7-13　公立医院改革绩效考核指标

绩效指标	分值	绩效指标	分值
平均出院人次费用	8 分	临床路径管理	5 分
平均门诊人次费用	8 分	门诊抗菌药物处方比例	5 分
平均住院日	6 分	住院患者抗菌药物使用率	5 分
职工人均服务量	6 分	预约诊疗	4 分
药品收入占比	5 分	电子病历覆盖率	4 分
中医药工作	3 分	优质护理	4 分
医用耗材占比	5 分	医疗不良事件	4 分
检查、化验占比	5 分	完成政府指令性任务	4 分
人员支出占医院总支出比	5 分	重点学（专）科建设	3 分
三、四类手术占比	5 分	患者满意度、职工满意度	6 分

数据来源：关于印发《2015 年"比绩效、优服务、促医改"活动方案》的通知，http://public.sipac.gov.cn/gkml/gbm/shsyj/201510/t20151026_395150.htm。

四、相关建议与思考

近几年国家已提出要在试点改革基础上继续深化，全面推进公立医院综合改革，改革必将迈向深水区。针对苏州市公立医院改革实践和当前改革进展中的不足，下面对未来苏州市政府在公立医院改革中的政策引导提出一些思路。

1. 继续调控医疗保健价格

从表 7-10 可以看出，2015 年苏州市的医药价格改革效果明显，2016 年居民药品及医疗器具消费价格较 2015 年下降了 0.6％。但由于医疗服务消费价格上涨过快，整个医疗保健消费价格综合下来涨幅较大。对此，政府应继续调控医疗保健消费价格，在深化药价改革的基础上，对医疗服务收费情况予以关注，防止出现医院过分提高诊疗服务项目价格变相收取费用的情况。同时，继续通过政府财政投入和扩大医疗服务项目的医保报销支付覆盖范围，补偿公立医院的政策性损失，减轻居民就医负担。

2. 优质医疗资源分配向基层倾斜

为了促进社会办医力量的发展，不挤压民营医院的发展空间，苏州市近年来一直在控制公立医院单体规模的过度增长，这样做的目的也是为了防止公立医院在自身资源有限的情况下过度扩张，从而造成规模不经济，影响公立医院的运行效率，浪费政府的财政投入。由此，就对未来新建或迁址的公立医院选址提出了要求。上文分析中已指出当前苏州市公立医院仍主要集中在老城区、昆山市、常熟市等地，而吴江区、相城区、工业园区、新开发的太湖新城周边及太仓市的优质公立医院资源并不多。因此，下一步政府新建公立医院或分流老城区公立医院资源时，可优先考虑这些地方，优质资源分配向基层倾斜。资源的合理配置不仅是空间上的分布，也包括不同类别资源的配置。新建公立医院的功能定位应在调查掌握苏州市就医群体看病需求的基础上决定，避免中医院、精神科等专科医院和综合性医院数量上的不合时宜，尽量做到各类医院的供需平衡。

3. 规范和完善绩效考核体系

当前公立医院改革仍处于试点阶段，苏州市作为江苏省综合改革的试点城市，是探索如何深化改革的先行城市。对各大公立医院改革进行绩效评估，可全面了解公立医院改革成效、发现改革中的不足，以便及时对政策进行修正。因此，建立系统化可操作、可比较的绩效评估体系显得迫切且有必要。政府制定公立医院改革政策，公立医院在其指导下进行改革，其最终目的是破解公立医院逐利性的困境，提高公共卫生资源的使用效率，从而解决居民"看病难、看病贵"的问题，提高居民的健康保障水平。考核指标的设计和分类可围绕改革目的进行反向推导，在现有 20 个绩效考核指标基础上，进一步筛选、细化、扩充，最终形成"以结果为导向的评价理论为主、以过程为导向的评价理论为辅"[1]的考核体系，力求全面公正地反映苏州市各家公立医院改革的实际情况，为政府继续深化改革提供政策施行依据。

小 结

公共医疗资源昂贵短缺、资源配置不均衡导致包括公立医院在内的整个医疗卫生领域既缺乏公平性也缺乏效率性。公立医院承担着为居民提供基本医疗卫生服务的任务，改革的重要性不言而喻。但由于公立医院改革涉及管理体制问题和多方主体利益，改革虽迫切，推进也十分艰难。公立医院改革的短期目标是提高医院运行效率，改善医院服务质量；长期目标是充分发挥公立医院的非营利性特征，通过改善公共医疗资源的可得性和可及性解决居民"看病难、看病贵"的问题，提升居民的健康保障水平。但是，居民"看病难、看病贵"问题并不是仅靠改革公立医院就能完全解决的，公立医院改革只是整个医药卫生体制改革的一部分。从医药卫生体制改革这个大框架来看，公立医院改革的政策设计应注重与医疗保障制度、基层医疗卫生服务体系、基本药物制度等环节相配套，相互作用，共同发力，保障居民获得优质的医疗资源和服务。

未来政府在公立医院改革上的施政方向可集中在以下几个方面：推

---

[1] 肖俊辉，杨云滨，刘瑞明，等．我国公立医院改革绩效评价必要性与基本框架探究 [J]．中国医院管理，2012，32（08）：4-6．

进公立医院法人治理的实质化运作，在政府监督下授予其更多自主权；
创新医保支付方式，以牵制公立医院费用的不合理增长；完善公立医院
补偿机制，引导其精细化运作，提高政府投入效率；培育医院创收机
制，产生激励效应；引入公立医院竞争机制，调动公立医院办医活力；
控制大城市公立医院规模，发展基层公立医院，提高服务水平。

第八章　日本医疗保险制度改革对我国的启示

健康是人类最美好的追求，如果说医疗保险在产生之初侧重于它所具备的社会稳定功能，那么今天维护人类的健康就是医疗保险的最终目标。尽管影响个体健康的因素很多，但医疗保险对健康的影响主要体现在制度的筹资功能上。也正是现代保险机制的自我责任，让个体的社会人、企业与保险机构三者相联系，通过投入相对小的经济成本保证个体的健康权益。

第一节　日本医疗保险制度改革的经验

结合日本医疗保险制度及其改革相关的讨论内容，可以捕捉到日本医疗保险制度的改革大致呈现三个基本方向：医疗保险制度的初建时期形成的各种问题；后期老年人医疗问题；医疗服务费用体系的建立。在这样的改革方向及内容中，其主要经验归纳为以下几点。

一、制度设计全面，法律法规完善，兼顾效率与公平

在日本医疗保险制度的历史发展过程中，健康保险、医疗服务在社会保障、福利事业建设中具有战略性核心地位。国民健康保险和雇员健康保险制度构成的医疗保险制度呈现的特征是，制度的多样化并存和分散化。各个制度的适用人群和特征有所区别，其筹资和支付也存在不小的差距。1922 年颁布的《健康保险法》在推行之初带有明显的职业特

性及社会稳定器的意义，但系统化和整体化的设计理念贯穿于各个发展阶段，在制度的推进和演化过程中，可以看到日本社会基础结构的基盘是由不同性质的社会保障制度（如医疗保险与医疗救助）互相契合而成的。

同时，伴随着制度的历史变迁，可以看到制度的发展深受政治、经济等因素的影响，医疗保险制度的结构设计也是逐步完善的。作为先进国家中后发性的国家，日本的医疗保险制度演变过程曲折漫长，制度设计全面、覆盖全民。在细则设计规范上，几乎没有遗漏的人群，从雇员到非雇员、从出生的婴儿到年老退休的居民，在个体的每一个年龄阶段及职业进入、退出的设计与衔接上异常细致、缜密。每一次变革的前后必定伴有正式法律法规的出台、修订或施行，制度的相对稳定、伴有法律效应的结构特征为不断扩大的社会成员提供了稳定的社会生活基础，充分验证了医疗保险制度既不是经济改革的辅助工程，更不会拖经济发展的后腿。虽然不同于经济增长的直接作用，但在日本的社会重建和经济低迷、金融危机等不同时期，完备的医疗保险制度都为其提供了丰富的人力资源储备，对家庭、企业甚至社会环境都起到了良好的稳定功能。当然，对于深陷少子化和高龄化的国家而言，在保障国民身体健康这一基本权益的同时，也加大了出台超高龄老年人的医疗保险及护理制度的紧迫性。

二、政府主导，多元利益关系的协调与平衡

纵观日本医疗保险制度的改革实践，日本政府主张由国家控制医疗保险、健康护理市场，特别是医疗服务提供价格和药品价格政策[1]。"二战"后，日本迅速认识到国际环境的变化，不但没有深陷被美军占领的消极被动状态，反而理解和认同西方社会的价值观念，将东西方文化不断地融会贯通，为己所用。在政治变化、经济发展、社会转型各个

---

[1]　刘继同，冯喜良．劳动市场与社会福利［M］．北京：中国劳动和社会保障部出版社，2007：321．

过程中与世界接轨，不断重新构建具有日本特色的文化意识和价值观念。其中，重视企业文化、终身雇佣及社区互助的建立尤其令人瞩目。

研究者戴伊指出，利益集团的活动主宰着华盛顿的政策制定。即使在民主政体下，公共政策也是自上而下，而不是自下而上制定的，公共政策是作为团体平衡的结果[1]。在第三章展开详细论述的 20 世纪 60 年代以医师会与健保联交锋为主的改革论争中，围绕医疗保险的改革方向，确实出现了多个利益团体的对立至平衡的过程（包括医师会、健康保险协会联合会、社会保障制度审议会、厚生省等），有医患关系的实施者，有政府部门的咨询机构，还有企业及协会，它们在围绕医疗保险制度改革的论争中所持影响力及诉求不同，代表不同人群的根本利益。由此突显日本政府在医疗保险制度管理体制中主要扮演着最终决定性的协调者角色，通过政策制定环节或者民间研讨会，提供这些利益关系表达诉求的不同渠道，调和不同利益集团间的对立与冲突，而且通过间接管理与控制对医疗服务体系进行规范，从而达到推进医疗改革且维持社会稳定发展的目的。随后的 20 世纪 80 年代，医师会与厚生省官员从观点对立逐渐转变为协作，医师会与社会党的论争因政党重组而停止，最终促成医疗服务提供政策的方向转移。从 2000 年以后小泉与安倍政权的医疗改革方案中的不同观点，也可以观察到医疗保险领域的各种博弈关系，特别是相对强势的利益主体在经历不同阶段的对立、碰撞、磨合后逐渐转向协调、合作。其中，政府协调、和解的功能不可小视。因此，也有人称其为"国家主导和中央集权"的医疗保险管理体制。

第二节　中国医疗保险制度改革的反思

医疗保险制度作为社会保障体系的重要组成部分，与人民群众的生

---

[1] 戴伊. 自上而下的政策制定 [M]. 鞠方安，吴优，译. 北京：中国人民大学出版社，2002：28，35.

活息息相关，是社会稳定发展的重要因素。随着我国医疗保险制度改革不断深化，原有体系中的诸多问题也突显出来。

一、制度间的分割及差距

目前，中国全民医疗保险体系搭建基本完成，但各制度间分割并存、医疗保障水平差距较大。日本早在 1961 年就建立了全民医保体系，相较而言，中国尽管起步晚，在曲折反复的医疗保险改革过程中也基本实现了大部分国民医疗保险制度的覆盖。顾昕（2008）指出，城镇居民医保的试点可以说是增量渐进式改革的一个典型[1]。在拓展现有职工医保遭遇困境的情况下，另辟蹊径，为没有医保的人群另建一个新的医疗保险体系，所以它的适用人群是未成年人及非从业人员两类。在中国医疗保险制度的发展过程中，通过"发现"新的决策机会（人群）对现存行动集合（现有的医疗保险制度）进行重新捆绑，扩大原有的决策启动集合。截至 2010 年年底，中国基本医疗保险制度的覆盖人群已经超过 12 亿，仅有一亿多人没有被纳入保障体系，没有享受到基本的医疗保障。医疗保险在制度覆盖上取得了一定的成绩后，就医疗改革来说，从"量"的问题逐渐转为"质"的攻关。例如，最早建立的城镇职工基本医疗保险面临的首要问题就是覆盖面过窄。究其根源，在制度设计上对"职工"的理解具有模糊性，按照《关于建立城镇职工基本医疗保险制度的决定》，医保制度的目标应该覆盖统筹范围内"城镇就业人员"，包括企业职工、民办非企业单位雇工、机关、事业单位和社会团体工作人员、灵活就业人员及其他在城镇就业的人员。然而现实却不尽如人意。2009 年年底，全国就业人口 77 995 万人，城镇从业人员 31 120 万人，其中参保职工 21 937 万人，占全国就业人口的 28.1%，占城镇从业人员总数的 70.5%。还有这样一部分人群未参保：部分城镇企业的职工未完全解决参保问题（破产倒闭国有企业退休员工、医保关系中断

---

[1]　顾昕. 走向全民医保：中国新医改的战略与战术［M］. 北京：中国劳动社会保障出版社，2008：167.

后未能再参保人员、部分困难企业遭遇资金和制度障碍），流动人员（包含农民工在内）的医疗保障问题，部分行政事业单位的职工，等等。在城镇，只有正式部门的雇员及退休人员可以获得基本医疗保障，大量非正式部门的就业人口，没有从正式部门退休的老年人都无法获得必要的社会医疗保障。

而城乡居民医疗保险的筹资因参保人个体收入较低，又缺乏企业缴费，制度经费的运营方面明显不足。除此以外，职工家属及没有工作的居民往往也缺乏医疗保障。

制度间、区域间（城乡）、职业间适用的医疗保险制度不同，导致制度间不同人群的缴费水平差异较大，而之后建立的城镇居民基本医疗保险和新型农村合作医疗的待遇水平较低，制度间公平性缺失明显。结合中国经济改革发展进程的特点，医疗保险制度间的发展不均衡问题实际上是与市场化进程中，中国社会农村与城市二元社会结构及三元劳动力市场结构紧密联系的。加上当前社会人才流动频繁，在若干种医疗保险制度并存的情况下，企业间雇员的工作流动或社会成员的空间流动越来越频繁，对于目前的全民医疗保险体系而言，解决制度间的统合或者灵活转移接续问题成为当务之急。

二、有限的筹资渠道和机制

医疗保险的筹资作为社会医疗保险制度的基础，是实施医疗保险制度的关键环节。目前，我国的医疗保险采用属地管理原则，即保险者所在地管理原则。但这一原则在实施过程中，出现了部分参保者缴费不积极、企业效益的好坏影响医保资金的筹集等问题，对医疗保险基金的总量增长和使用分配产生了一定的影响。

另外，资金筹措方面缺少一个稳定的医疗经费筹措机制[1]。因为财政对公费医疗的拨付是按照人均定额标准向事业单位划拨的，定额

---

[1] 江伟. 五大改革捆绑上市：百姓与国家利益的双赢政策 [M]. 北京：金城出版社，1999：237.

标准和实际费用可能有较大的差距，事业单位在医疗费用入不敷出的时候，必须依靠事业经费或自行筹措资金加以解决；而企业单位职工的看病报销则取决于企业的收支情况，是一种典型的企业性保险，当企业成为独立核算的资助主体时，往往缺乏兑现职工预支的医疗费用的动力[1]。

三、医疗保险基金的管理

医疗保险基金收入由集体和个人缴纳的医疗保险费用及其利息收入、上级补助收入、下级上解收入、转移收入和财政补贴组成，合并后形成社会统筹医疗基金和个人账户医疗基金。两部分基金有划定的各自的支付范围，分别核算，不得互相挤占。医疗保险方面是立足于参保人的基本医疗需求，确定较低的保障水平，规定可起付标准和最高的支付限额[2]。从社会保障基金的资金管理来看，目前实行养老、医疗、失业三项保障费用集中，统一征收后存入财政部门在国有商业银行开设的社会保障基金财政专户，再按不同险种的统筹范围，分别划入基本养老保险基金、基本医疗保险基金和失业保险基金。各项目单独核算，实行收支两条线。基金收支相抵后的期末余额扣除财政和社会保障主管部门商定的、最高不超过国家规定预留的费用，除全部用于购买国家发行的特种定向债券和其他类型的政府债券外，不得进行其他任何形式的直接或间接投资。

自中国基本医疗保险基金建立以来，规模不断扩大，其收支和结余情况如图 8-1 所示。

---

[1] 丁纯. 世界主要医疗保障制度模式绩效比较 [M]. 上海：复旦大学出版社，2009：373.

[2] 一般来说，起付标准原则上是当地职工年平均工资的 10% 左右，最高支付限额为当地职工年平均工资的 4 倍左右。龙菊. 中国社会保障基金管理与投资问题研究 [M]. 北京：中国经济出版社，2012：238.

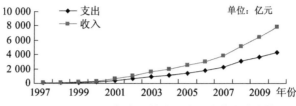

图 8-1　1997—2010 年中国基本医疗保险基金收支情况

资料来源：1997—2007 年劳动和社会保障事业发展统计公报和 2008—2010 年人力资源和社会保障事业发展统计公报。

但是，据 1997—2010 年中国社会保险基金累计结余分布的数据显示，医疗保险是现收现付的短期项目，基金规模相对于养老基金来说比较小；在整体结余增长的前提下，医疗保险基金连续收入的增长幅度也超过了支出的增长幅度，而结余部分在个人账户、社会统筹两部分以 40％、60％的比例沉淀下来[1]。因为个人账户中的资金没有利息或利息低于银行存款，那么这样的个人账户是否有存在的必要，以及社会统筹中结余资金的用处及管理成为规范和监督的主要内容。在基金投资方面，存在收益稳定性差、委托代理费用高等问题，还需要在完善代理方面进行深入的探索。因为社会保障基金的专有用途，决定其对安全性有较高的要求，管理层为了控制风险，在投资比例和工具方面有详细规定。从投资结果来看，基金投资与实际期望还存在较大的差距。

四、控制医疗费用的上涨

从调查中得知，中国的卫生总费用从 2000 年的 4 586.63 亿元增长到 2010 年的 19 921.4 亿元，年均增长率为 15.82％，远远超过同期国内生产总值（GDP）的年增长幅度。而个人居民负担的比例从 1980 年的 21％激增到 2001 年的 60％，2011 年降至 35.5％[2]。

---

[1] 顾昕. 走向全民医保：中国新医改的战略与战术 [M]. 北京：中国劳动社会保障出版社，2008：172-173.

[2] 中华人民共和国卫生部 . 2011 中国卫生统计年鉴 [M]. 北京：中国协和医科大学出版社，2011：116.

　　控制医疗费用的上涨是一个全球化的医疗改革难题。对于医疗改革这样的共通课题，每个国家改革的侧重点略有不同。发达国家的改革重点在于解决医疗费用的上涨问题，兼顾医疗保险提供的公平性问题。发展中国家以解决基本公共卫生医疗条件和扩大基本医疗保障覆盖面为主。随着新农合、城镇居民基本医疗保险等制度的建立与完善，中国医疗改革随之而来不可逃避的问题，即是医疗服务使用的增加和医疗费用的上涨。因为以保险为基础的第三方制度"损害了价格机制所具有的有效分配医疗服务的能力"，即刺激了医疗服务的需要，也促进了医疗服务的供给，使医疗服务的边际社会收益低于边际社会成本，导致医疗卫生资源的浪费和费用上涨[1]。而"看病贵"问题主要体现在低收入、低保障或无保障人群及患慢性病、患重病大病的人群身上。同时，药品定价虚高和医院检验检查过度及自付比例过高等成为"看病贵"问题的焦点[2]。除了推进公立医院等医疗服务机构的改革之外，还要推进医疗支付制度改革，以控制医疗费用的过快增长。

　　目前，我国医疗服务支付方式主要是按照服务项目付费，一部分地区开始对按单病种付费、按总额预算支付、按服务单元付费（按服务人次付费和按住院床日付费）、按人头付费、DRGs（诊断相关分组）付费等多种支付方式进行改革探索。大部分地区采用的都是混合支付模式，因各地情况不同，主要内容各有侧重。镇江、青岛主推以总额预付方式为主的混合支付方式，深圳、东莞、广州等地则采用以服务单元为主的混合支付方式，在对陕西省大型公立医院单病种付费的实践研究中，发现依然存在以药养医的情况。因此，从改革方向来看，由服务项目付费方式向总额预付方式转变是国际趋势。

[1]　张奇林，杨红燕. 中国医疗保障制度改革研究：以美国为借鉴 ［M］. 武汉：武汉大学出版社，2007：29.
[2]　黄丞，张录法. 医疗服务供求矛盾：透视与破解 ［M］. 上海：上海三联书店，2009：178.

第三节　日本医疗保险制度改革对我国的启示

一、医疗改革面临的环境变化

根据第四届世界卫生组织报告，全球医疗费用占 GDP 总额的比重已经从 1948 年的 3％，上升到目前的近 10％，成为令各国政府头疼的大问题。在全球经济一体化的背景下，医疗费用的控制是世界各国政府医疗改革的共同话题。除此之外，在上文中国和日本医疗保险制度改革及变迁中，可以看到现代社会人类的生活方式、环境的变化对其健康的影响极其深远。这些构成医疗保险制度改革的诱发性因素，具体表现为：

第一，人口老龄化。人口老龄化亦是全球性问题，发达国家和发展中国家均受到波及。据世界银行政策研究报告《防止老龄危机：保护老年人及促进增长的政策》的预测，全球 60 岁以上的老年人人口将从 1990 年的近 5 亿增长到 2030 年的 14 亿左右，相应的占世界总人口的比例也将从 9％增至 16％，而且发展中国家的老龄化速度要明显快于发达国家[1]。如中国老龄人口占总人口的比重从 9％增至 18％，只用了 34 年，而同样比例的增长，在法国耗时 140 年。而一个老人的医疗费用开支一般为一个孩子的 2～3 倍，参照他国经验，在现有制度问题的基础上，老龄化加速将会严重增加医疗费用支出的负担。我国和日本早已步入老龄化社会行列，其老龄化速度无论是在发达国家还是在发展中国家中都令人瞩目。

第二，疾病谱的变化。身心健康是人类最大的福利，也是人类美好生活的基本内容。作为现代社会的历史产物，医疗保险是现代社会解决健康问题的基本制度安排。20 世纪后，人们生活水平普遍提高，各国

---

[1] 世界银行. 防止老龄危机：保护老年人及促进增长的政策 [M]. 北京：中国财政经济出版社，1995：15.

国民的疾病谱发生了很大的变化。急性传染性疾病和慢性行为方式病成为当今两大主要致死原因，20 世纪中后期，死于两者的人数占总死亡人数的 3/4 以上。慢性行为方式病如心血管疾病等成为发达国家人口主要的致死疾病，且在发展中国家也出现了不断上升的趋势，全球每年 2 400 万例死亡，有一半以上要归因于此。发展中国家主要遭受传染病的荼毒，而发达国家近年来也出现了传染病增加的趋势，主要是以艾滋病为代表的新型传染病的急剧增加和许多传染病如肺结核等的死灰复燃。人类活动的频繁迁移使发达和发展中国家都面临着严重的压力，包括空前的预防、公共卫生与保健、长期护理方面的投入。公共卫生涉及个人医疗需求，医疗保险的财政支出必然会随之水涨船高。

第三，医疗和医药技术的进步。几十年来，疾病患者希望延长寿命、提高生活质量和减轻痛苦的需求不断增强，而科研机构和医疗器械、药品生产厂商等方面在探索和寻利驱动下，推动迎合患者需求的临床医疗技术和医疗设备、药品迅速发展。主要表现为大量高难度诊疗技术的出现，如器官移植、介入手术、微创手术在临床上的广泛应用。以医疗技术最为发达的美国为例，20 世纪 90 年代初，美国 100 万人中接受器官移植的患者多达 4 人，放化治疗 10.3 人，开胸手术 3.7 人；同时，昂贵的大型诊断仪器如计算机断层扫描仪、核子共振成像仪和正电子发射扫描仪每台高达 84 万～111.5 万美元，每次仅检查费用就达 370～550 美元，这些也是医疗费用上涨的主要诱因[1]。

二、对中国医疗保险改革的相关建议

中国的医疗改革处于十字路口。在 2005 年医疗保险的"甩包袱"问题大讨论中，不少学者将 2005 年以前的医疗保险制度的改革归结为

---

[1] 袁鹰，蔡慧萍，程茂金. 从社会保险制度危机看国际医疗保险改革的动因 [J]. 国外医学（社会医学分册），2000：(1)：4 - 9.

"市场失灵"。但正如梁小民（2006）[1]、王延中（2009）[2]提到的，出现失灵的原因不在于市场化，而在于"甩包袱"。归根结底，这是关于国家和市场关系的论争，与以往的医疗改革相比，既是深入的学术研讨，同时也是对医疗保险制度的改革方向具有战略意义的思考。在追溯日本医疗保险制度的历史发展中可以发现，制度形成与发展曲折坎坷，制度设计全面完整、阶段性强，用较低的医疗卫生支出取得了极高的医疗保障效果，形成了独具特色的"日本型社会福利制度"和社会政策模式[3]。他山之石，可以攻玉。这样的制度变迁及经验教训对中国的医疗保险改革具有重要的参考借鉴意义，主要包括以下几个方面。

1. 明确政府的功能和作用

回顾日本医疗保险制度的形成及改革，可以看到在医疗领域日本政府始终处于控制地位。这种控制不是包办代替，而是统筹规划，严格规范医疗保险管理体制。首先是日本政府的"依法治国"。从《健康保险法》的出台到《老年人保健法》《护理保险法》的修订，日本政府始终积极回应社会需求，频繁地修改医疗改革所涉及的法律法规和制度框架。例如，在 2000 年正式实施的护理保险，早在 1995 年日本政府就已经开始围绕有关建议和法案展开相关讨论。以法律为根本依据进行制度的调整，严谨细致、有效地满足国民需求，政府的立法效应显著。因此，我国应该逐步将医疗保险的立法工作提上议程。在对全国医疗保险制度的实施及其效果进行分析的基础上，确定符合我国国情的医疗保险制度框架及运行机制，要通过立法加以明确。

其次，日本政府对医疗保险的目标及制度设计明确、完善，重视维护公平。日本政府历来重视健康保障的社会效应与经济效应，将医疗保

---

[1] 梁小民. 中国的医改错在起点 给政策不给钱并非真正市场化 [J]. 医院领导决策参考，2006 (16)：29-31.

[2] 王延中. 中国卫生改革与发展实证研究 [M]. 北京：中国劳动社会保障出版社，2008：370-371.

[3] 刘继同，冯喜良. 劳动市场与社会福利 [M]. 北京：中国劳动和社会保障出版社，2007：322.

险与福利、劳动、健康有机结合，主动承担社会福利责任，且强调国民的自主、自立。在市场经济发达的日本，医疗服务价格和药品价格政策由政府主导制定。市场化浪潮席卷全球，日本的医疗改革是中国医疗制度改革探索进程中的"镜子"。日本经历的医疗改革显示，无论是经济成长期还是进入少子化和老龄化社会，医疗保险不仅仅是政府的财政"支出"，更是人力资源财富的循环再生，是经济增长的基础工程。

目前，中国医疗保险制度改革进程中面临的一个重要问题就是医疗领域的差距悬殊。其中尤其需要政府对医疗保障事务进行干预。医疗资源的集中化、医疗服务获取上的"贫富差距"，让绝大多数"穷人"不合理地承担了"富人"的费用，承担了医疗改革的成本。从社会保险的基本功能来看，保障这部分"穷人"的医疗保障获取权利，是政府的责任。这种政府的干预不是包办代替，而是合理有效地管理。政府作为第三方，应在医疗保险的制度设计、卫生服务的提供中发挥中介、协调作用。同时，令人关注的是在面对日本医疗保险制度改革这一课题时，日本政府早在 1946 年 4 月就专门建立了智囊型社会保障制度审议会这一机构，围绕社会保险、社会保障制度的基本理念、运作机制等议题进行广泛研究和讨论，在历次的医疗改革和政府决策中发挥着积极重要的作用。

2. 改变健康理念，由"治疗"转向"预防"

日本是当今世界老龄化程度最高的国家。日本女性平均寿命为 86 岁，超过西班牙和法国等国的 85 岁，高居世界第一位。据日本厚生劳动省在 2011 年"敬老日"到来之前实施的调查显示，2011 年日本百岁以上老年人达到 47 756 人，人数创历史新高，比 2010 年增加 3 307 人，连续 41 年保持增长，且男女人数均创新高。从当初的人均寿命不超过 45 岁，到现在的男性平均 80 岁，女性平均 86 岁，日本只用了不到 100 年的时间，就从最初的低寿国一跃成为世界上最长寿的国家。究其原因，良好的饮食和生活习惯、公共卫生保健的投入、完备的老年人医疗制度是主要影响因素。

健康是人类存在的决定要素。反之，疾病是人类及其生活的威胁。生命体的年长与衰老是每个人不可避免的人生阶段，在年龄不断增长的同时，无论是健康还是疾病，现实中 100％ 的健康状态，100％ 的疾病状态是不存在的。作为有机物，人类的肉体和精神是有弹性的，会依据周围的变化进行自我调整，即使肝肾脏的功能低下，但也不会直接作为疾病表现出来。人的身体，就像汽车的方向盘一样，能够掌握的部分，有一定的恒常性。据调查，公共卫生事业投入每增加一个百分点，医疗消费就降低三个百分点。可见，加大公共卫生事业投入是提高国民健康水平，降低医疗费用支出最有效的手段。因为许多慢性病尽管发病在老年，实际上源于青中年，均为不良的生活习惯和行为方式不断积累的结果。针对这样的患病规律需要及时转换医疗服务的模式，制定新形势下的预防保健战略。

除了加大传统意义的环境卫生、防疫等投入外，针对目前日益增多的慢性行为方式病，政府应该加强国民健康教育，强化国民的自我保健意识和能力，提倡合理的饮食结构，积极组织国民健身运动，减少或尽可能杜绝不良生活方式。发展社区卫生服务是适应疾病变化的一项重要措施。社区卫生服务就是将原有的医院功能从治疗扩大至预防保障和康复。从医疗卫生服务的公共购买来看，不少国家已通过以社区为导向的基本卫生保健实现了从看病到健康维护的转型。2006 年，国务院将这一事业提升到推进经济社会协调发展的高度。但是，相对于社区卫生服务机构的发展来说，社区卫生服务体系的制度建设还不成熟，容易因"按人头付费"的设计而陷入通过看病来赚钱的误区。

另外，在医疗保障体系中需要逐渐突显老年人医疗制度的地位。20 世纪 70 年代，日本就颁布了《老年人保健法》，从老年人医疗费制度到长期护理制度的建立，对老龄化问题的提早应对，日本为中国提供了有益借鉴。实际上，老年人的医疗费用统计下来往往占去各国医疗费用总支出的大半。在此可以参考日本老年人医疗保健制度及长期护理制度的发展经验，分层次、分步骤地发展老年人医疗（护理）制度。

3. 重视医疗保险制度间的设计与结构衔接

制度的逻辑是制度形成的客观规律，是利益结构中各要素影响力的平衡和各种社会控制机制结合的结果。在医疗卫生领域，政府、私人财政和专业人士构成了主要的权力基础，他们分别代表的是权威、私人财富和技能。这些要素的关系通过科层制度、市场和社团组织等机制制度化和合法化[1]。在中国和日本的医疗保险制度变迁历程中，可以看到两国的医疗保险制度所面临的问题与国家自身的经济社会结构紧密联系。在制度推进的过程中，改革中各要素间的利益博弈成为制度演化的动力，而发展路径中不同"刻点"的平衡是政府对各利益关系（包括制度本身的结构）的协调。其中相对弱势的始终是参保人，因此需要构建参保人群体的代言组织，保证其参与讨论过程，切实争取相应的权益。

中国的基本国情决定了农村和城市、沿海与内陆区域在经济实力、社会发展及医疗卫生资源分配上有较大的差距，未来的医疗保险制度改革及设计需要强化医疗资源再分配的功能，从制度间的筹资和支付条件的整合出发，面向全体国民建立普及性医疗保险制度。大力缩小不同地区、不同阶层、不同人群之间医疗资源的可及性差异，维护医疗保险制度的公平性。

---

[1] 张奇林，杨红燕. 中国医疗保障制度改革研究：以美国为借鉴［M］. 武汉：武汉大学出版社，2007：29.

第九章 日本医药价格体系的特点及对我国的启示

药品价格问题是涉及多方利益团体博弈的敏感问题。20世纪90年代后，中国政府先后20多次对药品进行强制降价，然而患者的经济负担、医药企业的发展却没有达到预期的效果，降价政策实施之后反而相继涌现大量的药品"变脸"和临床廉价药品短缺的现象。在药品价格体系及药品流通体制改革的众多问题中，相较于强制性的降价措施，科学、合理的药品价格体系的设计与管理更具有重要战略意义。

从政策层面来看，药品价格体系的改革往往与医疗费用的控制紧密联系，它实质上反映了政府管理与市场发展之间的平衡关系。据有关资料显示，2013年中国的人均寿命已达74岁，国民医疗卫生总费用高达31 868.95亿元。同期人均卫生总费用为2 076.1元，卫生总费用占GDP的比重为5.57%，个人卫生费用支出占卫生总费用的33.9%，其中药品费用占总医疗费用的40%[1]。

解决"药价虚高"问题是我国药品价格体系及药品流通体制改革的首要问题，科学、合理的定价是医药政策改革的关键。据世界卫生组织发布的《2015世界卫生统计报告》显示，2013年日本人均寿命为84岁，蝉联全球第一[2]。2011年，日本国民医疗卫生总费用占GDP的比例为7.9%，在OECD国家中排第17位，人均医疗费用2 662美元，年人均支

---

[1] 2013年病人次均药费占门诊费用（49.3%）、住院费用（39.5%）的平均值。方鹏骞. 中国医疗卫生事业发展报告2014 [M]. 北京：人民出版社，2015.

[2] 分性别来看，日本女性平均寿命87岁，居世界第一位；男性平均寿命80岁，位于圣马力诺（83岁）、新加坡（81岁）之后。

出 30.19 万日元。在卫生总费用中，公共支出占 81%，私人支出仅占 19%，个人的卫生费用负担很低，卫生支出占政府财政支出的 16.8%。费用结构比较合理，医疗机构药品费用仅占其总费用的 20%。可以说在亚洲，日本属于用较少的医疗费用取得了较好的健康效果的典型代表。

本章围绕日本医药价格体系的主要内容和特点进行深入分析，结合中国医药价格体系所面临的问题进行比较研究。在评价日本医药价格体系的经验及教训的同时，为我国当前的药品价格体系改革提出相关建议。

第一节　日本医药价格体系的内容及特点

从世界范围来看，20 世纪 60 年代初日本已建立了全民医疗保险体系，医疗保险对药品的覆盖面非常广，未被纳入医疗保险的药品不能报销且市场销售量很小。简而言之，日本的医药价格体系是由政府实行全面管理、审核及调控的。

一、管理部门及药品目录

厚生劳动省是日本负责医疗卫生和社会保障的主要部门，其中的医政局经济课是药品价格管理部门，负责医药价格调查和特定保险医疗材料价格调查等事务。中央社会保险医疗协议会（简称"中医协"）是审议药品价格与医疗相关事宜的审议会。中医协下设的药价算定组织是药价核定执行机构，主要负责医疗保险中给付药品价格的核定。具体工作为根据经济课拟定的药价及核价原则，对申请药品进行核查，参照代表成员的多数意见核定药价并将核定结果通知制药厂商，若制药厂商不接受该价格，可提交复议申请，药价算定组织将再次讨论并核定药价，复议申请一次为限[1]。

---

[1]　中医协成员来自各方面的代表：医疗保险经办组织及管理委员 8 名，医生、牙科医生和药剂师委员 8 名，公众利益代表委员 4 名，专门委员 9 名。药价算定组织成员包括经济学者 1 名，各科系临床医师 8 名和药学专家 2 名。

日本医疗保险药品目录规定了医疗保险中可以使用的药品名录（即"品目表功能"），也规范了所使用药品的结算价格（还具有"价格表功能"）。即政府确定医疗保险适用药品的零售价，医疗保险根据政府定价补偿药品费用。每年，新药有四次机会（3月、5月、8月、11月）申请认可进入医疗保险药品目录中。

二、药品分类及定价

日本根据药品的不同类型参照不同的定价方法和规则来核定药价。

1. 新药上市（包含原研药）

一般情况下，新药获得政府部门的认可后，2～3个月内算出药价，之后进入市场。与医疗服务项目支付一样，原则上药品价格的70%直接由医疗保险承担，其余的30%由患者自付。定价主要按照以下程序依次进行：

首先，对于新上市的药品，原则上以"类似药价比较法"[1]来核定价格，不适用此法的部分药品则通过"成本核算法"[2]定价。对于已有类似收录药品的新药，则采用"类似药效比较法"来核定该新药的价格。认定新药的要求非常严苛且定价必须低廉。近年，以"成本核算法"决定新药价格的案例略有增多，但日本国内对制药商所提供的制造成本缺少信任，特别是对国外引进的药品还有较大疑虑。

由此算出的药品价格，还需要参照其相应的计划性、效用性、市场性（市场规模的大小）进行各种加价计算（2008年4月修订）。此外，新药定价还需要适用各类调整规则。例如，对国外价格的调整，是为了与国外同等药品价格尽量保持一致。具体做法是：参照美、英、德、法四个国家相同单次剂量价格，将其平均化后直接作为国外平均价格。

---

[1] 所谓"类似药价比较法"，是指在同类同效果现有药物（须是药价收录10年内的新药，非仿制药）的效果功能、药理作用、成分组成、化学结构式、投放形态、剂型区分、剂型及其用法等方面选定相似度最高的指标，以此为基准，加入部分修订内容即可得出新药的价格。

[2] 所谓"成本核算法"，是指不适用"类似药价比较法"的药物，如迄今为止没有类似药品的药物即原研药，则需要以其制造成本为基础加入一定的计量数值计算出新药的价格。

其次是规格间调整。通常针对药品规格上的差距，常见药品价格还需要按照以下公式进行计算。例如，药品 10mg 的价格不是按照 5mg 的 2 倍进行计算，而是按照 1.8～1.9 倍进行计算（公式 9-1）。

$$规格间的比 = \log\ (Q_2/Q_1)\ /\log\ (Y_2/Y_1) \quad （公式\ 9-1）[1]$$

注：类似药品的规格比在不同场合以相似性最高的类似药品的规格比为标准，在规格比超过 1 的情况及类似药品的规格比没有的情况下按照 1 来计算。但是，对于内服药物，通常 $Y_2 > Y_1$（Y_2 仅限于超出常用最大用量时使用），因此，相似性最高的类似药品的规格比超过 0.585 0 及类似药品没有规格比时都以 0.585 0 来计算。

2. 已收录药品

新药一旦上市，将面临每两年一次的药价调整（即药品降价）。每两年，日本药品协会将对所有药品批发商和部分医疗机构的市场流通药品价格实施一次调查，调查期限为 1 个月。根据调查结果，药品协会将从每类药品中最低的购入价格开始累计，加权平均至交易量 90% 所对应的药品价格，以便为新药提供参考价格。

调整后的价格 = 参考价格 ×（1 + 消费税税率）+ 当前价格 × 2%

（公式 9-2）

第一，价格差距。通常，日本药品按照图 9-1 的方式流通，最终面向患者的是药品结算价格（即购入价格）。厂家的药品推广环节，销售至医院、诊所、药店的价格是自由的，而各大医院、连锁药店在拥有这样有利购买权的背景下以低于结算价格的单价购入，为了自己的利益获取其中的差价。因此，即使去掉因手续费及药品使用期限的损失而进行的补偿等理由而被提出的 2% 的调整值，每次患者的药品结算价格和市场流通的实际药价（医院、药店等购入价格）之间也存在不小的差距。

---

[1] Q_1 = 常用规格的相似药品中，每年销售量最多的已收录药品的药价。Q_2 = 该收录药品和其他规格的类似药品（仅限于成分、剂型区别及制造厂商等完全相同的药）中，每年销售量居于第二位药品的药价。Y_1 = 常用规格的类似药品中，每年销售量最多的已收录药品的有效成分的含量。Y_2 = 该收录药品和其他规格的类似药品（仅限于成分、剂型区别及制造厂商等完全相同的药）中，每年销售量居于第二位药品的有效成分的含量。

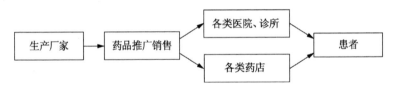

图 9-1　日本药品的流通方式

第二，对生产许可到期的药品价格实行特殊降价。这是个别特殊药品的降价规则，指生产许可证已到期，通用名药上市之际，参考此类旧药品的上市时间适用两年一次的价格下调，降价幅度接近 4%～6%。然而，一旦进入药店收录药品目录，降价幅度可以减半。

第三，各种加算规则。药品定价须遵循市场扩大性加算、效能变化性加算、用法用量变化加算、不采用品加算等规则。其中，市场扩大性加算是指优质药品上市、获得市场高度的好评后，在销售大幅度超出预期的情况下，药价体系不是对该药品的开发及销售环节进行嘉奖，而是对其进行标志性价格下调的控制。即使药品的销售量没有进一步扩大，药理作用相似的药品还须进行同等比例的价格下调（公式 9-3）。

$$\text{预期设想 2 倍以上且一年中销售额超过 150 亿日元药品的价格} \times (0.9^{\log x / \log 2} + a)$$

（公式 9-3）

注：x 是指市场规模扩大率；a 是指对于补充加算率已被证明有效的药物，采用效用性加算 II 再次进行修订的补充加算率。

3. 通用名药

该类药品须以同时期的同类原研药结算价格的 70% 作为其新的药价。与欧美国家相比，日本的通用名药和原研药之间的价格差距较小。虽然通用名药与药品生产许可证期间的新药适用的规则相同，但仅为原研药价格五分之一的仿制药，也被纳入了所谓的平均价格计算，这里并没有以药品的种类差异进行药价标准的设置，而是将其笼统地收录于一般药品。

综上所述，日本的药品价格体系中的研发新药、已收录药品、通用名药，全部由政府单方面决定其价格。同时还需要遵循若干应急加价规则，一旦长期持续，药品的市场价值和指令性（结算价格）价格之间会呈现大幅差距。政府管控加市场调节机制的形成一方面表明政府部门试图通过控制药价，长期压低药价，达到缩减医疗费用的目的；另一方面也存在部分调节规则在实施中不尽如人意。

第二节　日本医药价格体系面临的问题分析

一、新药上市的定价

1. 定价方法缺乏合理性

对于新上市的药品，通常采用"类似药效比较法"核定价格（结算价格）。实际上这种以基本药物作为标准进行参照的定价方法的合理性不断遭到各方质疑。即作为参考标准的既有药物是已经获得认可的药品，新上市的药品与既有药品相比，质量方面能否与之相提并论是难以明确回答的。在没有进行充分加算的前提下，将新药价格按照既有药物定价进行适当价格下调的做法是有一定风险的，一旦这样实施，至少从结果上来看，新药研发的努力没有得到充分肯定与回馈，进而导致精心研制的新药价格实际偏低的事实。

2. 各类加算规则的适用范围有限

如上文所述，在日本的药价体系中药品的定价规则设计得非常细致、周全。如果能够贯彻执行各类加算规则，新药上市时采用"类似药效比较法"的矛盾能够得到一定缓解，然而实际上这样的规则并没有被严格执行，真正适用这些加算的案例非常少。例如，计划性加算，目前为止在日本仅有 3 个实施案例，且这些药物在日本市场使用量非常小，对于医疗保险中药费支出总额的影响基本可以忽略不计。

而效用性加算与计划性加算一样，适用条件非常严格，能够实施的药物非常有限。实施对象的药品适用值普遍在最小的加算值（5% ～

10%）范围内。厚生劳动省从 2008 年开始提高了各类加算率的上限（计划性加算从 100%→120%，效用性加算Ⅰ从 40%→60%，效用性加算Ⅱ从 20%→30%）。究其根本还是实施上的问题。形式虽有改变，但实际运用受限，无疑是形同虚设。

3. 国外平均价格调整与规格间调整的矛盾

设置国外平均价格调整规则的目的是保持日本国内外药品价格基本一致，一旦实行，应将主要代表国家的药品销售额纳入"平均销售比重"进行核算。而日本政府的制度规则仅以相对贵、销售额较高的美国与市场规模较小的英、德、法三国的低药价以相同的比重进行简单相加取其平均数，将其赋以"国外平均价格"的名称，明显是取低价的标准值进行设定。另外，规格间调整是以有效成分的 2 倍含量而制造成本却未必是 2 倍的初衷为前提，问题是当国外平均价格调整与规格间调整同时实施时，在国外普遍实施的横向水平价格（以某种标准的单次剂量为基准，在它以上的单次剂量原则上采用同一价格）间出现不一致现象。

下面通过实例加以简单分析。新的降高血脂药品（瑞舒伐他汀钙片）于 2005 年 1 月被认可，当时是由认可的制造厂商根据科学数据提出了 2.5mg、5.0mg 与 10.0mg 这三类规格，然后由日本政府对各类规格对应药价进行审查。

首先，被选为类似药品的是立普妥，新药比旧药活性度高，5.0mg 的新药和 10.0mg 的旧药基本具有相同效果。这样，新药 2.5mg 及 5.0mg 分别与旧药的 5.0mg 与 10.0mg 同等价位。新药的常用规格 5.0mg 适用效用性加算Ⅱ，乘以上调系数 7.26% 后价格为 169.80 日元。2.5mg 适用规格间差异，计算出的单价为 88.50 日元。而新药 10.0mg 应该与旧药 20.0mg 同等价位，但在日本没有被认可，所以新药的常用剂量（使用率最高的规格）以 5.0mg 开始起步，乘以规格间差距（旧药的 10mg/5.0mg：0.940 2）得出新药 10.0mg 的价格为 325.80 日元。

通过以上计算药品 2.5mg、5.0mg、10.0mg 的价格最终得以确定。

然而若适用国外平均价格调整规则会出现整体不相容问题。

首先，对于 2.5mg 来说，在海外这样的小剂量片剂并不存在，无法进行调整，变化率为零。其次，5.0mg 剂量在英、德、法三国没有，仅限于美国售卖，价格为 272.70 日元。经过调整后价格为 193.00 日元，变化率是 13.66%。而 10.0mg 规格在德、法两国也不存在，美国是 272.70 日元，英国是 127.40 日元，美、英两国的均价为 200.10 日元，相关计算结果如表 9-1 所示。

表 9-1　不同规格药品价格调整　　　　　　　单位：日元

规格	计算后价格	国外平均价格	国外平均价格调整	变化率（%）	平均变化率2.8% = $\dfrac{0+13.66-5.25}{3}$
2.5mg	88.50	—	—	0	
5.0mg	169.80	272.20（美国）	193.00	13.66	
10.0mg	325.80	200.10（美、英均价）	308.70	−5.25	

在 2.5mg、5.0mg、10.0mg 三个规格中，一般 5.0mg 是常用剂量。以 5.0mg 的算定价格 169.80 日元为基础乘以平均变化率 2.8% 后是 174.60 日元，成为 5.0mg 的最终价格。需要注意的是这与国外平均价格调整后的 193.00 日元相比被压低了 10%。即根据繁杂的重复计算药价始终被拉低。这样 5.0mg 的药价被定为 174.60 日元，以此为基准再适用规格间调整标准从而决定 2.5mg 与 10.0mg 的价格（公式 9-4）。

$$2.5mg：174.60×（2.5/5.0）^{0.9402}＝91.00 \qquad （公式 9-4）$$
$$10.0mg：174.60×（10/5.0）^{0.9402}＝335.00$$

注：这里 5mg 和 10mg 的规格间比是 0.940 2。

即使经过数次调整加算也未能最终定价，10.0mg 计算后价格为 335.00 日元。需要注意的是：（1）原 10.0mg 的均价比 5.0mg 便宜，在日本国内反而拉高；（2）335.00 日元这样的标准，与经过单纯的价格算定（国外平均价格调整前的原价是 325.80 日元），或单纯进行国外平均价格调整算出的价格（不利用平均变化率前的价格是 308.70 日元）中的任一种相比，都称得上是较高的价位。

可见，规格间调整规则与国外平均价格调整规则出现相互矛盾。所谓的合理无非是为了实现通过低价设定药价的目的。10.0mg 规格的科学性认定被放置不管，以药品价格水平不合适不能被收录，最终10.0mg 的锭剂没能上市。

这样，原本需要 10.0mg 锭剂的患者（特别是遗传性高血压患者居多）只能选择服用 2 片 5.0mg 的药片。归根结底仍是成本问题，患者在药价上承担了 349.20（174.60×2）日元的负担，假若 10.0mg 的锭剂上市被认可的话，上述价格都比 349.20 日元要低。可见，复杂的加价规则叠加适用后加重了患者的经济负担。药品定价体系设计细致导致技术性过头这一问题可谓是日本药价体系的特色之一。

二、已收录药品的定价

1. 两年一次的价格下调流于形式

日本政府通过两年一次调查市场内药品的实际流通价格（医院、药店的购买价），将现行药价的 2% 作为新药加权平均价的调整幅度，原本是出于利用药价差（结算价格与医院等购买价格之间的差距）扩大药物销售量的目的，却成为无视患者需要、剥夺患者选择自由、造成制药厂商滥用销售手段的典型制度。当然其本身也肩负着调整药品市场价格和指令性价格之间差距的深远意义。然而，两类药价差距显著。正是各大医院、连锁药店及庞大的销售商家等力量巨大，流通价格往往比结算价格还要低，故而被称为两年一次的强制性药价调整。

药品一旦进入市场，即将面临两年下调一次价格的调价制度，不仅迫使厂商们尽可能不让新药上市，从而避免减少销售利润，同时也让厂商面临新药开发资金不足的局面。高风险、高品质的改革性新药开发缓慢，厂商转而投入到价钱便宜的改良药物开发中，并将其作为新药取得生产许可。两年一次的药价调整还将大量相关工作及科研人员卷入其中。因为实践中医药分离工作的推进和大量总价购入的习惯，制度的实施效果难以保证[1]。

2. 市场扩大性加算的不确定

当某药品意外大量销售时，由于量产效果，药品价格开始向下微调。然而，这样的持续下调却引发其他问题。的确，单锭剂的开发费会随着销售量大增而减少，但正因为优质药品的销售流通是面向世界市场的，仅因为日本市场内比预期销售超出 2 倍，所以每锭的开发费就降为原来的一半吗？加上从其他公司引进的药品的航运费及专利费在成本中所占的比例与一般药品相比要高，因量产而期待成本下降是不现实的。另外，开发好药既要从医患处获取好的评价，还要适用这一加算规则，如同贴上了强制压低公共药品价格的标签，制药厂商曾数次以阻碍创新性研发为由要求撤销此规则。遭到拒绝后，近期的制药厂商经常设定较高的早期销售额，尽可能向不适用此规则的方向规避。

这样，压价的药品价格体系最终导致日本的药品价格在生产许可期间的均价与欧美国家相比确实维持着低价位水平。相较于英、美、德各国认可的新药价格自由设定规则，日本在设定较低的上市价格基础上，对新药上市采取两年一次调价来压低药价。从日、美两国的数据来看，将两国 2006 年各自销售的前 70 种药品的上市价格相比，发现在日本越是旧药价格越低廉，而美国则呈现无关上市年份，市场评价越高价格越高的局面。

三、通用名药的定价

当某种药品的许可期结束时，通用名药新上市之际，如上文所述，此类原研药价格的 70% 自动成为新的结算药价。政府为了培育通用名药产业，试图将其设定为高价格。但是，制度设计者并没有考虑实际情

---

[1] 所谓大量总价购入，是指购入药价不是按照单个品种单个量的实际购入价格、数量的总和计算，而是医院等机构在表明购入预定药物的预期量后，首先通过公定药价（偿还药价）算出假定购入的总额，以此为基数全部下调 x% 值方式买入，这里没有名目上所谓的药物价格调查，在日本以大医院为中心，依靠这样的药价基准制度特别形式的惯例依然存在，实际上很难根除。

况，只是想当然地采取措施，结果常常事与愿违。

第三节　我国医药价格体系的改革方向及思考

2009 年 3 月，中共中央、国务院出台了《关于深化医药卫生体制改革的意见》，为落实意见精神，国务院印发《医药卫生体制改革近期重点实施方案（2009—2011 年)》，明确提出了 2009—2011 年的阶段性重点工作。同年 8 月，卫生部等九部委发布了《关于建立国家基本药物制度的实施意见》和《国家基本药物目录管理办法（暂行)》，同时卫生部发布了《国家基本药物目录（基层医疗卫生机构配备使用部分)》(2009 年版)。随着国家基本药物制度的推进，药物总消费数量短期内不会有太大变化，但对药品使用结构会有一定影响。即基本药物目录内的药品消费量会加大，继而会对目录外的药品消费量带来冲击。

一、现行药品定价方法

我国的药品价格有政府定价、政府指导价和市场调节价三种。无论是政府直接定价还是限定最高零售价作为指导价，都是采用成本加成的定价方法来核定药品价格。尽管有关部门一直在不断努力改进定价方法和管理办法，但药品定价方法一直局限于成本加成框架（公式 9-5)。

$$零售价＝含税出厂价(口岸价)×(1＋流通差价率)$$

$$含税出厂价＝\frac{(制造成本＋期间费用)}{(1－销售利润率)}×(1＋增值税税率)$$

（公式 9-5)

无论是零售价还是出厂价，都不能反映药品定价目标中的安全、有效、经济、适当四个要素，药品的成本也不足以反映其临床疗效、稳定性、不良反应发生率、技术创新度，以及与市场替代药品相比治疗同种疾病时的费用节约率等所特有的价值。为了弥补成本加成定价法的不足，国家先后做了多次调整。为了做到质价相符，消除药品定价虚高问题，国家先后出台了《药品管理法》《药品政府定价办法》《药品差比价规则》，其中的差比价和单独定价规则，改进了药品价格制定的作用，丰富了药品定价实践经验，但并没有从根本上解决药品价格与价值脱节问题。现行定价方法与定价目标之间仍然存在巨大的差距。

二、现行改革及思考

2015 年 5 月 17 日，国务院办公厅发布了《关于城市公立医院综合改革试点的指导意见》，要求破除以药补医机制，试点城市所有公立医院推进医药分开，积极探索多种有效方式改革以药补医机制，取消药品加成（中药饮片除外）。通过调整医疗服务价格、加大政府投入、改革支付方式、降低医院运行成本等，建立科学合理的补偿机制。对医院的药品贮藏、保管、损耗等费用列入医院运行成本予以补偿。意见指出，按照总量控制、结构调整的办法，改变公立医院收入结构，提高业务收入中技术劳务性收入的比重，降低药品和卫生材料收入的比重，确保公立医院良性运行和发展。力争到 2017 年试点城市公立医院药占比（不含中药饮片）总体降到 30％左右；百元医疗收入（不含药品收入）中消耗的卫生材料降到 20 元以下。

归根结底，解决药品价格高问题，主要是要在多方利益博弈中寻求一个平衡点。这也是政府控制和调整药价的难点。就医药行业本身而言，属于典型的创新导向型行业，新药研发是医药企业核心竞争力的体现，但目前我国医药行业整体缺乏新药的创新能力，只能转向营销导向型。各企业之间的竞争在同类产品的成本、营销力度、质量等方面，而不是在专利技术层面。在整个医药产业中，超过八成是中小企业。这些企业规模小、技术设备落后、资源配置不合理、管理方式陈旧，造成产品规格少、附加值低，同质产品重复，不仅资源浪费严重，还容易引起恶性竞争。

如何在保证制药公司的合理利润、培育具有创新能力的医药行业的同时，又让国家财政合理负担医疗费用支出，病人用得起药？基于上文日本医药价格体系的经验与教训，围绕药品价格的制度设计，政府需要真正成为市场经济中生产者和消费者之间公平的管理者，肩负起监管和调节的责任。与设计过头的日本药品价格体系不同，我国的药品价格体系还处于起步发展阶段。仅就药品价格体系的完善提出以下观点：

第一，坚持政府管理职能，医药价格体系的设计须注重规范化、丰富化。首先，加大药品价格的市场调查力度，专职专能，构建稳定的调查及审核机制。目前，药品定价参考市场价格，以招标价格作为定价依据。而一些厂家生产的低价药过度竞争，价格过低；少数厂家生产的垄断性药品、新上市药品价格却居高不下。招标价格的市场竞争机制在实践中难以发挥良性竞争效应。因此，应该组织专业人员，加大对药品生产企业的出厂价格、进口药品的口岸价格及国外药品市场价格的调查力度。逐渐形成稳定的审核监管周期，在适当条件下导入税务部门纳税价格调查，以便更好地了解药品市场流通情况，加强对药品价格的源头监管。其次，组织药学专业及精算管理人员，设计科学的药品成本核算制度。目前，药品的定价方法缺少操作性，面对差异较大的国内药企，实际的药品企业生产成本调查审核基础非常薄弱。

第二，遵循市场规律，细化药品调整加价规则，构建系统、科学的药品价格体系。与日本的技术性过头相反，我国的医药价格体系指导性色彩浓厚。在现行药品价格机制下，依据中标价格、生产成本来定价都存在较大的局限性，难以形成合理的价格，有些甚至会加剧市场矛盾，价格杠杆难以发挥政策导向作用。因此，应该从实地调研入手，大规模全方位归纳药品定价特点及调节类型，建立应急性加算体系，完善价格形成机制。围绕市场发展和患者需求变化，建立并完善价格动态调整规则，综合评价药品的生产成本和临床价值，从而保证临床供应、促进合理用药。

第三，明确行政部门责任分工，整合医药、医保、医院与市场多方资源。只有配合药品生产、经营、销售、监管等多方面的政策形成合力，才能解决药品流通领域中存在的问题，激发医药产业的活力。

第十章 江阴市农村医疗救助制度的创新与实践

十九大报告明确提出，按照兜底线、织密网、建机制的要求，全面建成覆盖全民、城乡统筹、权责清晰、保障适度、可持续的多层次社会保障体系，同时，审时度势地做出了实施"乡村振兴战略"和"健康中国战略"的重大战略决策。全国各地在医疗救助领域进行了符合自身特色的制度探索。本章以江阴市为例，对其近年集成改革背景下进行的村级医疗互助案例进行详细分析，以期对当前的制度创新提供参考与借鉴。

2017 年以来，江苏省江阴市创新实践、先行先试，通过"政府引导、村委主办、社会共建、村民共享、平台服务"的模式，迅速打造出独具特色的村级医疗互助制度，满足了基层群众提高医疗保障水平的迫切需要。

第一节 具体项目的推进

2016 年 12 月，江阴市首个村级医疗互助组织在长泾镇和平村成立，这也是江苏省第一个由村委组织成立、以提高村民医疗保障水平为目的的公益慈善社会团体。此后，在各级党委政府的支持下，在江阴市各行政村快速推广复制，取得了较大成效。

江阴市通过明确定位、广泛发动、经验推广三个方面进行村级医疗互助模式的实践，在具体的操作过程中，坚持民主决策、量力筹资、专业管理、公平补助和简捷结报等原则，力图发展一套可被全省甚至是全国借鉴与复制的发展模式。

明确定位，建立村级医疗互助江阴模式。在"政府引导、村委主办、社会共建、村民共享、平台服务"的模式指导下，由分管副市长牵头，整合以民政局为主体的政府资源，引入如福村宝公司的市场力量，以慈善工作为切入点，挖掘与整合社会资源，依托市镇村三级慈善工作网络，助力村民互助互享，提升居民承受大病风险能力，密化社会安全网。

广泛发动，实现村级医疗互助全覆盖。在副市长牵头带领下，成立由农工办、民政局、总工会等12个单位组成的村级医疗互助工作指导小组，对村级医疗互助工作进行业务统筹和指导。市慈善总会积极参与村级医疗互助模式构建，注入部分资金，在拓展慈善实践内涵的同时，助推村级医疗互助建设。村委积极宣传医疗互助项目，动员村民积极参与，构建村级医疗保障共同体。

经验推广，推动村级医疗互助异地复制。村级医疗互助工作是江阴在我国目前医疗保障供给不足的情况上，为消除广泛存在的"因病致贫返贫"现象，为提升居民承受大病风险能力，提升社会保障水平的探索实践。在此过程中，其探索模式逐渐受到全省及外省市及中央政府的关注，部分省市组织相关部门对江阴村级医疗互助模式进行学习与考察，先后接待张家港、常熟、太仓、泰州、常州、上海、国家卫生健康委等地和单位的学习考察活动近二十批次，为村级医疗互助异地复制奠定基础。同时，无锡市政府通过将村级医疗互助工作列入无锡市民政工作年度考核内容加以复制推广，为村级医疗互助提供组织保证和动力支持。

在具体实施的过程中，坚持民主决策、量力筹资、专业管理、公平补助和简捷结报等原则，在构建医疗互助保障模式的同时，推进社会基层民主自治，动员全社会力量，进行现代社会治理。

民主决策。村民医疗互助是由村委主办，但是否开展此项目，并非通过行政命令强制推进，而是在村级层面，通过民主讨论科学决策。首先，召开村"两委会"形成开展村级医疗互助的提议；然后，广泛征求党员干部、村民代表和村小组长的意见；接着，将《告全体村民书》发放到每户，由户主签名表明参加或不参加；最后，村委会统计参加人数，形成最终决议。整个决策过程公开操作、阳光透明，确保广大村民心中有数、自主自愿。

量力筹资。村民医疗互助采取"村民自愿出一点、村集体支持一点、社会赞助一点"的模式募集资金，江阴市大部分村第一年的人均筹资标准为100～200元不等，村民、村集体、社会赞助平均比例为3：4：3。筹集的资金全部存在村里的专用账户，用于补助村民医疗费用，如有结余转下一年度滚动使用，资金使用纳入村务公开管理，全程接受监督。

专业管理。在江阴各村实行的村级医疗互助创新实践中，均委托第三方服务公司"福村宝"实施统一管理。作为专业运营服务商，福村宝公司开发的在线服务平台，可以根据各村不同的实际情况，在线设计补助方案，在线认定病种和生成补助信息，具有操作简单、公平合理、收支可控的特点，能全面满足村级医疗互助运行需要，支持村委会快速、高效、低成本地开展村民医疗互助工作。管理方依照村民实际补助金额的2％收取服务费。

公平补助。村级医疗互助实行按病种补助，采用国家卫生健康委CN-DRGs病种应用版标准，共录入1 539个病种，涵盖了住院治疗的所有病种类型。在村级医疗互助信息平台上输入某村参加人员信息及年度人均支出预算金额，就可一键生成专为该村定制的补助方案。福村宝公司通过对多年掌握的健康大数据深度挖掘，科学设定各类病种补助额度，做到"一个标准一视同仁、只认标准不认人、只认病种不认医院"，达到了只补助合理费用、不补助高消费的管理目标。

简捷结报。借助在智能手机上安装福村宝App，实现村民住院费用结报的全程优化。对于一次住院费用达到3 000元以上的，村民出院后通过手机App上传出院证明、住院费用清单、基本医保结算单三项资料，村级医疗互助信息平台精准认定病种，对照村里的补助方案，自动生成补助金额，以短信形式发送给村民及该村管理员，由村管理员联系村民，或村民自己根据短信提示，带好基本医保结算单到村委会直接领取相关医疗补助。

第二节　成效与实践分析

一、取得成效

自 2017 年开始实施村级医疗互助以来，不仅在江阴市取得了较好的效果，还在全省和全国得到不同程度的实施推进。首先，江阴市至 2018 年年底，村级医疗互助项目已在 208 个村落地实施，实现了全市村级医疗互助全覆盖；其次，村级医疗互助项目已经覆盖江苏省无锡、苏州、南通 3 个地级市 12 个县区、106 个镇和近 400 万村民；最后，村级医疗互助项目不仅在江苏省内得到推行，在全国范围内，部分省市也得到了辐射推广，山西、山东、安徽、福建、上海、浙江与广东等地都在积极关注与探索该项目在本地区的落地与推广。

二、实践分析

作为村级医疗互助形式的创新与探索，具体取得了哪些成效，还需要从各个维度进行系统性的考察与评估。下面分别从满足居民需求、社会资源高效整合、社会治理内容的精准聚焦和政府管理能力的改进与提升四个维度，以及对政府构建人类命运共同体的战略目标的助益角度，围绕村级医疗互助的探索实践进行系统性分析。

从满足居民需求来看，村级医疗互助的构建与推进，通过风险分担的方式降低居民因病致贫返贫的风险，提升居民重大疾病的承受能力，进而满足了村民要求提升医疗保障水平的迫切需求，提升了村民在国家发展过程中的获得感。截至 2018 年年末，江阴市用于补助的资金已经累计达到 1.4 亿元，全市 7.2 万人次村民领取到近 5 千万元补助，个人单次最高补助 5 万元，个人累计最高补助 7 万元。村民住院个人支付医疗负担平均减轻了 16％，其中大病病种平均减轻了 19.71％。以长泾镇和平村为例，自组织全体村民开展村民医疗互助工作以来，全村 3 288 名村民，共有 561 人次享受到补助，总计 52.38 万元。个人累计最高补助 2.5 万元，村民住院个人支付医疗负担减轻了 25.66％，其中大病病种减轻了 37.61％。

从资源整合来看，村级医疗互助以村民、村集体、社会赞助 3：4：3 的比例进行保障资金筹集，形成村级医疗互助的资金池，不从政府财政拿一分钱，在很大程度上为政府减轻了健全社会医疗保障制度的财政负担，提升了社会闲散资金的利用效率。同时，拓展了部分企业家为提升社会福利开展慈善工作和行为的渠道，提升了慈善基金的利用效率。从政府的角度来看，以最低的经济成本，极大地提高了村民的医疗保障水平，提升了社会资源的整合与利用水平，在社会与政府领域，良性渗透了效益最大化的原则。如新桥镇郁桥村的企业家们，在听说了村里医疗互助的好处后，表示"能够花一点小钱帮村民办一件实实在在的好事，何乐而不为呢"，共同拿出 20 多万元帮村里开展村级医疗互助工作。

从社会治理内容精准聚焦来看，村级医疗互助精准地聚焦了导致村民贫困的重要根源，进而成为精准扶贫的重要内容，成为推进精准扶贫的新途径、新方法与新手段。不仅如此，在开展村级医疗互助的过程中，通过民主协商与决策，透明公开的实施过程，以及有效监督机制的构建，极大地激发了村民参与社会公共事务的激情与活力，进而最大限度地整合社会力量参与到社会治理的过程中。由此，村级医疗互助构成了社会基层治理的重要内容，也成为提升社会治理水平和治理效果的重要机制。村级医疗互助在实施的过程中，通过借助专业的第三方福村宝服务，"不需要专业医疗保险知识、不占用村干部时间精力、不存在人情操作的政策弹性"，由第三方来审核和确定病种，更加公平、公正。

不仅减轻了村民身体的病痛，还减少了社会矛盾及干部与群众之间某种对立的"病痛"，村民对村干部的工作更多地予以理解，也更加地支持。同时，通过村民医疗互助的推动，一方面激活了村民参与公共事务的动力与活力，一定程度上消除了村民对公共事务的冷漠，减少了政府管理的内卷化问题；另一方面还培养与发扬了村民互助共济的优良品质，进而增强了社会的凝聚力。

从政府管理能力的改进与提升来看，村级医疗互助是在村民自治的逻辑上进行推动的，由村主办，政府给予引导的做法在一定程度上是政府制度改革的探索内容。另外，在实施的过程中，引入市场的逻辑，提升了政府管理的能力与效率。村级医疗互助是由村民自己讨论和决定自己的事务，从而在一定程度上促进了社会的成长，进而使社会逐渐具备独立应对问题的能力，从而向小政府、大社会的方向前进。政府在推进村级医疗互助成功经验的过程中，对以往的运行方式与制度进行了反思，探索了制度改革的方式与出路，提升了其本身的学习能力。同时，由于村级医疗互助是在村民自治的逻辑上进行推动的，引入福村宝公司参与运行和管理，提升了运行效率，也在很大程度上节约了政府大量的人力、物力和财力，政府有更多的精力去思考如何专业、有效地引导社会运行和发展，政府管理更加专业，更有效果，在政府管理能力提升的过程中，将社会引向快速发展的现代化之路。

从政府的战略目标来看，村级医疗互助对村民需求的满足、经济效益的最大限度发挥、社会治理效果的改进及政府自身学习与管理能力的提升，最终都服务于国家构建人类命运共同体的重大战略目标。村级医疗互助是国家构建人类命运共同体的国内实践，也是构建人类命运共同体的具体实施，又是对构建人类命运共同体的模式探索。村级医疗互助取得的经验，是对构建人类命运共同体理念的实践与落实，也是对该理念的正确性的实践检验，推进了国家战略的施行。因此，村级医疗互助的成功实践，具有重要的国家战略意义。

在村级医疗互助的实践过程中，江阴市政府以最低的成本，极大地提升了村民的医疗保障水平，最大限度地整合了社会资源，推进社会新的治理方式，助推政府体制改革，提升政府学习与管理水平与能力，进而进行构建人类命运共同体的具体探索与实践，这些方面都取得了不俗的成效。

因病致贫、因病返贫这一脱贫路上的"拦路虎"，是习近平总书记反复强调必须解决好的问题。总书记在山西太原主持脱贫攻坚座谈会时，要求对因病致贫群众加大医疗救助、临时救助、慈善救助等帮扶力度。关于健康扶贫、精准扶贫，无论是已取得的成绩还是存在的问题，以及在继续推进的过程中存在的风险，都成为探索改革的重要的、宝贵的信息，都需要进行全方位的、系统的分析，从长期发展的角度予以推进。

江阴市进行的村级医疗互助模式探索，不可避免地存在"因地制宜"的因素，而且其实践时间还相对较短，仅为3年多时间，很多功能及问题还在形成之中，部分还没有突显出来。因此，将江阴市村级医疗互助模式简单复制到其他地方还存在风险，还需要从以下两个方面进行探索：一是从理论层面对江阴的实践模式进行演绎分析，对其运行的前提条件、理论逻辑、可能的后果等予以明晰，从理论的维度探索该模式被复制与推广的可能；二是在实践层面，江阴模式还需要接受时间的检验，随着时间的推移，江阴模式在继续推进过程中，其模式的优势与问题将会逐步显现，这些信息是其他地区在学习与复制过程中需要了解的重要内容。

附　录

日本医疗制度年表

为了更好地了解日本的医疗体系和医疗制度，将 1980 年以前日本行政部门（厚生省）、医师会、政治家之间的关系及全民医疗保障相关制度的发展、变迁整理如下：

注 1：不包含民主党政权的医疗政策；

注 2：没有针对各项政策添加解释。

时间	涉及医疗制度的相关事项
1868 年	《太政官布告》（日本明治时代最高官方机构颁布的法令）
1874 年	《医制》[1]
1906 年	《医师法》
1911 年	企业家有义务照顾因公受到伤害的劳动者
1916 年	北里柴三郎创立大日本医学会（医师会前身）
1919 年	国际劳工组织的组建，促进社会保障制度的法制化
1921 年	修订《大学令》（涉及国内 17 所大学的医学部）
1922 年	颁布《健康保险法》
1923 年	创立日本医师会（总会）

---

[1]《医制》是明治政府颁布的相关法令，面向东京、京都和大阪，主要包括医学校、产婆、针灸、药店等买药规定在内的 76 条。

续表

时间	涉及医疗制度的相关事项
1927 年	全面实施《健康保险法》
1929 年	实施人头承包制[1]
1934 年	昭和恐慌
1935 年	调整《健康保险法》的适用范围（扩大至 5 人以上雇员的工厂）
1938 年	继续调整《健康保险法》的适用范围（扩大至工厂以外的劳动者） 设立厚生省 制定《社会事业法》《国民健康保险法》（旧法）
1939 年	制定《职员健康保险法》
1940 年	颁布《船员保险法》（一个点 15 钱）
1943 年	修订《健康保险法》[2]
1944 年	医疗服务点数的单价导入地区差异 设立社会保险诊疗报酬算定协会（第三方咨询机构）
1947 年	设立新日本医师会[3]
1948 年	设立保险医师指导委员会 修订《健康保险法》《国民健康保险法》 出台《社会保险诊疗服务费用支付基金法》（将审查和支付功能统一） 施行《医疗法》《医师法》《保健助产士护士法》
1949 年	公布《医药分业劝告》
1950 年	原"社会保险诊疗报酬算定协会"改组为"中央社会保险医疗协议会" 设立临时诊疗费用调查会和临时医疗制度调查会 制定药品价格标准（厚生省） 社会保障制度审议会发布《社会保障制度劝告》

---

[1] 人头承包制是指日本医师会、日本牙科医师会与国家签订诊断合同，每年通过协商决定，按照参保人每人每年的固定金额进行承包支付的制度。

[2] 由日本厚生大臣确定一个点的单价及点数票据，通过与医师会签订合约，从人头承包制变为直接支付给医院的点数单价表的方式（总额预付制）（当时医科 20 钱，牙科 13 钱），保险医生由保险协会指定，通过行政强制指定委托医师会与牙科医师会进行审查、指导 95% 的市村街道建立了国民健康保险协会。

[3] 日本医师会与日本医学会合并。

续表

时间	涉及医疗制度的相关事项
1951 年	颁布《医药分业法》 医师会执行部决定全国一致抵制"保险医方针"[1](劳动协会与医师会合作)制定《社会福利事业法》[2](1979 年开始实施)
1952 年	设立临时医疗保险审议会
1954 年	国会报告新医疗费体系
1956 年	社会保障制度审议会提议建立国民皆保险（全民医疗保险）体系 修订《医药分业法》（劳动协会与医师会二次合作）
1957 年	修订《健康保险法》[3] 厚生省内设立国民皆保险推进事业机构
1958 年	修订《诊疗服务费用点数表》 设立中央社会保障推进协会
1959 年	实施新《国民健康保险法》[4] 医师会与中医协开展抗议行动
1960 年	医师会向厚生大臣提出调整诊疗服务费用的报告书 全日本红色联合会加盟的 31 家医院进行罢工
1961 年	建立全民医疗保险体系
1962 年	医师会、牙科医师会一起面向全国实行休诊抗议 医师会与自民党采取折中方案[5] 设立社会保险厅
1966 年	修订《健康保险法》（即日施行）
1967 年	实施《健康保险法临时特例法》（2 年时效）
1968 年	修订《国民健康保险法》

[1] 日本医师会、日本牙科医师会、日本工会总评会议、日本劳动总同盟等 18 个团体结成同盟。

[2] 社会福利法人诞生；决定医生待遇优惠税收制度（诊疗服务费用的 70％～75％作为经费，剩余的 25％～30％缴纳税收）。不顾当时的财政部反对，首相强行通过。

[3] 开始采用保险医生与保险医疗机构双重指定制。

[4] 具体内容包括：三分之一无保险的国民加入医疗保险的筹资问题（相当于全国平均医疗支付费用的 25％）由国库承担。在健康保险方面，本人基本不负担，家属自己负担 50％。在国民健康保险方面，本人及家属自己负担 50％，全国各市町村统一。

[5] 医师会提出增加 10％的诊疗服务费用的要求。

续表

时 间	涉及医疗制度的相关事项
1969 年	成立全国保险医师团体联合会 组建医疗团体联络会议 厚生省发布《医疗保险根本改革纲要（试行案）》 修订《健康保险法》（实施）
1970 年	日本医师会向中医协提出调整诊疗服务费用的要求 制定《环境公害对策基本法》
1971 年	提出《健康保险法》《船员保险法》的修订案（废除） 社会保险审议会、社会保障制度审议会提出根本修订的答复 [1]
1973 年	修订《老年人福利法》（70 岁以上老年人医疗费免费） [2] 修订《健康保险法》
1974 年	田中角荣内阁发布"一个县建立一个医科大学"构想
1975 年	国民健康保险开始实施高额疗养费制度
1976 年	修订《健康保险法》 [3]
1978 年	再次修订《健康保险法》中的财政对策 实施医师收入税收优惠制度
1980 年	爆发富士见妇产科医院事件 [4] 厚生省设立了老人保健医疗对策本部
1981 年	修订《健康保险法》 举行第二次临时调整行政改革推进审议会大讨论 [5]
1982 年	设立国民医疗费合理化综合对策推进本部 [6]

---

[1]　从 7 月 1 日开始，一个月内大量医生辞退保险医师（参与人数高达 72 000 人，山口、爱知、冈山、岛根四个县除外）

[2]　当时该人口比例为 4.7％。

[3]　标准工资的上下限调整为 3 万～32 万日元，1978 年 1 月标准工资的上限上调为 32 万～38 万日元。

[4]　全国出现无资格诊断及乱诊乱医现象。

[5]　明确了国家的基本路线是控制医疗费用。

[6]　主要内容涉及诊疗的合理化（医疗费用的控制政策），排除不合理请求。

续表

时间	涉及医疗制度的相关事项
1983 年	实施《老年人保健法》[1] 厚生省保险局长吉村仁发表《医疗费亡国论》
1984 年	修订《健康保险法》[2]
1985 年	第一次修订《医疗法》[3]
1986 年	社会福利基础构想座谈会提出"社会福利改革的基础构想"
1987 年	修订并实施《老年人保健法》 设立老年人保健设施
1988 年	修订《老年人保健法》（劳动健康设施部分） 修订《国民保健法》
1989 年	实施消费税（税率3%）（平成元年） 提出"老年人保健福利推进十年战略"
1990 年	修订与福利相关的8部法律 修订《国民保健法》
1991 年	修订《老年人保健法》
1992 年	修订《健康保险法》 第二次修订《医疗法》（病床功能分化） 废除社会保险审议会，设立医疗保险审议会 泡沫经济破灭 医疗保险审议会提出"修改保险支付范围、支付内容"的相关建议
1994 年	提出"21世纪福利展望——面向少子、老龄化社会" 修订《健康保险法》，通过《养老金改革法》 提出"新老年人保健福利推进十年战略"

---

[1] 该法的实施是"为了确保国民老后生活的健康维系、能接受适当的医疗，综合实施的预防疾病、治疗、机能训练等保健事宜，以促进国民健康向上、增进老人福利为目的"。

[2] 参保人自己负担20%，标准工资的上下限为68 000～71万日元，健康保险的适用范围扩大至不满5人的公司或办事处。

[3] 具体包括：各都道府县依据地区医疗计划确定总病床数，调整医疗法人的指导监督规定；设立一名医生医疗法人制度（一名坐诊医师可以申请医疗机构法人化）；开业医生最高可以将医疗收入的72%作为主要活动经费，剩余纳税基数的75%需要缴纳所得税；医疗法人适用一般税率，剩余收入部分可以免税。

续表

时间	涉及医疗制度的相关事项
1995 年	制定《老龄社会对策基本法》
1996 年	桥本六大改革 修订《国民健康保险法》 第三次修订《医疗法》（支援地方医院、医疗法人扩大）
1997 年	提高消费税税率（3%→5%） 修订《国民健康保险法》，成立医疗保险福利审议会
1998 年	通过《护理保险法》
2000 年	实施《护理保险法》 制定"健康日本 21""金色计划 21"方针 第四次修订《医疗法》（调整病床类型）
2001 年	成立社会保障审议会 修订《健康保险法》 召开综合规制改革会议
2002 年	修订《健康保险法》 召开综合规制改革会议
2003 年	修订《健康保险法》 实施《健康增进法》[1] 召开综合规制改革会议
2004 年	修订《医师法》，实施新医生临床研修制度，成立国民医疗推进协议会 爆发中医协受贿事件 召开经济财政咨询会议（《骨太方针 2004》） 召开规制改革、民间开放推进会议（第一次）
2005 年	召开经济财政咨询会议（《骨太方针 2005》） 召开规制改革、民间开放推进会议（第二次） 明确政府执政党医疗制度改革大纲
2006 年	修订诊疗服务费用（−3.16%） 之后继续大幅下调诊疗服务费用主要部分（−1.36%） 修订《健康保险法》 提出第三次直面癌症十年综合战略

---

[1]　允许结构改革特区中股份制公司参与医疗领域，召开经济财政咨询会议，提出《骨太方针 2003》。

续表

时间	涉及医疗制度的相关事项
2007 年	第五次修订《医疗法》 实施《癌症对策基本法》 召开规制改革、民间开放推进会议（第三次）
2008 年	召开经济财政咨询会议（《骨太方针 2008》） 创设后期老年人医疗制度 修订《健康保险法》
2009 年	成立民主党政权，强化社会保障功能与消费税增税
2010 年	修订《国民健康保险法》
2012 年	自、民、公三党取得一致，回归民主党的结构性改革[1]
2013 年	组建安倍政权，再次启动混合制/结构性改革[2]
2014 年	通过《医疗与护理综合确保法》[3]

[1] 涉及《社会保障制度改革推进法》，社会保障观的改变，自助、互助论。

[2] 涉及《社会保障制度改革国民会议报告》，川上、川下一体改革，《社会保障制度改革程序法》，日本再兴战略，健康、医疗战略。

[3] 涉及病床功能报告，地区医疗现状，护理保险改革。

参考文献

［1］ TRUMAN D B. The governmental process: political interests and public opinion ［M］. New York: Alfred A. Knopf, 1951.

［2］ STIGLER G J. The theory of economic regulation ［J］. The Bell Journal of Economics and Management Science, 1971, 2 (1): 3－21.

［3］ BECKER G S. A theory of competition among pressure groups for political influence ［J］. The Quarterly Journal of Economics, 1983, 98 (3): 371－400.

［4］ BECKER G S. Public policies, pressure groups and dead weight costs ［J］. Journal of Public Economics, 1985, 28 (3): 329－347.

［5］ POSNER R A. The social cost of monopoly and regulation ［J］. Journal of Political Economy, 1975, 83 (4): 807－827.

［6］ VISCUSI K W, VERNON J M, Jr. Economics of regulation and antitrust ［M］. Cambridge: The MTT Press, 1992.

［7］ NORTH D C. Institutions ［J］. Journal of Economic Perspectives, 1991, 5 (1): 97－112.

［8］ AOKI M. Information, corporate governance, and institutional diversity: competitiveness in Japan, the USA, and the transitional economies ［M］. Oxford: Oxford University Press, 2001.

［9］ 戴伊. 自上而下的政策制定 ［M］. 鞠方安, 吴忧, 译. 北京: 中国人民大学出版社, 2002.

［10］佐藤进．健康保险协会论［M］．东京：社会保险新报社，1966.

［11］诺思．经济史上的结构和变革［M］．厉以平，译．北京：商务印书馆，2017.

［12］诺思．制度、制度变迁与经济绩效［M］．杭行，译．上海：格致出版社，上海三联书店，上海人民出版社，2014.

［13］诺思，托马斯．西方世界的兴起：新经济史［M］．厉以平，蔡磊，译．北京：华夏出版社，1989.

［14］唐世平．制度变迁的广义理论［M］．北京：北京大学出版社，2016.

［15］赵曼．社会保障［M］．北京：中国财政经济出版社，2005.

［16］顾昕．全民医保的新探索［M］．北京：社会科学文献出版社，2010.

［17］约斯特．医疗保障支付范围决策：国际比较研究［M］．汤晓莉，何铁强，译．北京：中国劳动社会保障出版社，2011.

［18］俞卫．国际社会保障动态：全民医疗保障体系建设［M］．上海：上海人民出版社，2013.

［19］张奇林．美国医疗保障制度研究［M］．北京：人民出版社，2005.

［20］罗力．中国公立医院改革：关注运行机制和制度环境［M］．上海：复旦大学出版社，2010.

［21］李绍华，柴云．医疗保险支付方式［M］．北京：科学出版社，2016.

［22］潘杰．政府、市场与医疗［M］．北京：社会科学文献出版社，2014.

［23］何谦然．中国公立医院改革研究［D］．武汉：武汉大学，2014.

［24］邓大松，徐芳．自利性与公益性：公立医院改革的困境与突

破——基于相关文献的内容分析 [J]. 江汉论坛，2012 (9)：64-70.

[25] 方鹏骞，李璐，李文敏，等. 我国公立医院改革进展、面临的挑战及展望 [J]. 中国医院管理，2012，32 (1)：1-5.

[26] 肖俊辉，杨云滨，刘瑞明，等. 我国公立医院改革绩效评价必要性与基本框架探究 [J]. 中国医院管理，2012，32 (8)：4-6.

[27] 赵明，马进. 苏州市公立医院管理体制改革剖析 [J]. 中国医院管理，2007 (9)：7-11.

[28] 锁凌燕. 转型期中国医疗保险体系中的政府与市场 [M]. 北京：北京大学出版社，2010.

[29] 熊志国，阎波，锁凌燕，等. 中国商业健康保险发展模式探索：兼论医疗保障体系发展的价值与取向 [M]. 北京：北京大学出版社，2012.

[30] 陈文辉. 我国城乡居民大病保险发展模式研究 [M]. 北京：中国经济出版社，2013.

[31] 赵曼，吕国营. 社会医疗保险中的道德风险 [M]. 北京：中国劳动社会保障出版社，2007.

[32] 孙祁祥，郑伟. 商业健康保险与中国医改：理论探讨、国际借鉴与战略构想 [M]. 北京：经济科学出版社，2010.

[33] 周立. 公共卫生事业管理 [M]. 重庆：重庆大学出版社，2003.

[34] 林嘉. 社会保障法的理念、实践与创新 [M]. 北京：中国人民大学出版社，2002.

[35] 傅鸿翔. 基本医疗保险的边界划分 [J]. 中国医疗保险，2012 (11)：17-21.

[36] 朱铭来，宋占军. 大病保险对家庭灾难性医疗支出的风险分散机制分析 [J]. 中国卫生政策研究，2012，5 (12)：4-7.

[37] 马志荣，杨科. 大病保障路径及效果实证分析：以洛阳市城镇居民医疗保险为例 [J]. 中国医疗保险，2013 (2)：32-35.

[38] 刘吉威. 大病医疗保险政策分析: 以福利多元主义理论为视角 [J]. 上海保险, 2013 (4): 21 - 23, 26.

[39] 孙冬悦, 孙纽云, 房珊杉, 等. 大病医疗保障制度的国际经验及启示 [J]. 中国卫生政策研究, 2013, 6 (1): 13 - 20.

[40] 孙祁祥, 锁凌燕, 郑伟, 等. 改革开放 30 年: 保险业的嬗变及发展路径的审视 [J]. 财贸经济, 2009 (2): 50 - 56, 136 - 137.

[41] 乌日图. 关于大病保险的思考 [J]. 中国医疗保险, 2013 (1): 13 - 16.

[42] 董曙辉. 关于大病保险筹资与保障范围的思考 [J]. 中国医疗保险, 2013 (4): 9 - 11.

[43] 何筠. 试论多层次的城镇医疗保障体系的建立 [J]. 南昌大学学报 (社会科学版), 2000 (1): 50 - 53, 89.

[44] 李鹏, 孙爱芬. 基本医疗范围界定的一般逻辑体系 [J]. 医学与社会, 2007 (8): 7 - 9.

[45] 锁凌燕. 转型期中国养老保障体系形成过程中政府与市场的关系 [J]. 经济科学, 2013 (1): 60 - 73.

[46] 曾耀莹. 支付方式改革迫近 [J]. 中国医院院长, 2012 (20): 40 - 41.

[47] 王全宝, 张玲. 大病医保的市场化路径 [J]. 中国新闻周刊, 2012 (33): 40 - 41.

[48] 周竞, 管士云, 罗玉霞. 大病补充医疗保险的理论基础与国际经验研究 [J]. 知识经济, 2013 (13): 85, 98.

[49] 劳动和社会保障部劳动科学研究所课题组. 我国补充医疗保险问题研究 [J]. 经济研究参考, 2001 (51): 28 - 41.

[50] 臧滔. 浅谈大病医保体系引入商业保险的路径与对策 [J]. 现代经济信息, 2013 (16): 426 - 427.

[51] 孙祁祥, 郑伟, 孙立明, 等. 中国巨灾风险管理: 再保险的角色 [J]. 财贸经济, 2004 (9): 3 - 10, 95.

[52] 朱伟忠. 商业保险参与多层次医疗保障体系的目标定位和政策思考 [J]. 南方金融, 2012 (9): 64 - 66.

[53] 蒋菲. 湛江基本医疗保险模式解析: 基于市场参与的角度 [J]. 中国经贸导刊, 2012 (25): 51 - 54.

[54] 顾昕. 湛江模式启示录 [J]. 中国医院院长, 2010 (20): 49 - 51.

[55] 许晓茵, 王广学. 社会保障私有化及其理论基础 [J]. 经济学动态, 1999 (10): 58 - 62.

[56] 张丽君. 商业保险参与社会医疗保险实践的几种模式比较 [J]. 中国保险, 2013 (5): 32 - 34.

[57] 冉密, 孟伟, 熊先军. 重特大疾病保障研究综述 [J]. 中国医疗保险, 2013 (8): 19 - 23.

[58] 曾理斌, 安然, 张旭升. 对湛江市城乡居民一体化医疗保障模式的思考 [J]. 中国卫生经济, 2013, 32 (6): 11 - 12.

[59] 王保真. 新时期我国覆盖全民的医疗保障体系与发展战略 [J]. 中国卫生政策研究, 2009, 2 (10): 21 - 26.

[60] 孙珺. 我国城镇社会医疗保险中的政府定位 [D]. 杭州: 浙江大学, 2011.

[61] 王石. 我国社会医疗保险的政府责任研究 [D]. 哈尔滨: 黑龙江大学, 2012.

[62] 岳英杰. 我国医疗保险中的政府责任研究 [D]. 开封: 河南大学, 2009.

[63] 谢丽平. 我国社会医疗保险中的政府责任探究 [D]. 天津: 天津师范大学, 2010.

[64] 赵占年. 社会基本医疗保险中政府职能的缺失和恢复 [D]. 上海: 上海师范大学, 2011.

[65] 李晓梅. 我国社会医疗保险中政府与市场的角色定位研究 [D]. 济南: 山东大学, 2006.

[66] 蒋菲．我国基本医疗保险制度运行的市场参与机制研究［D］．北京：首都经济贸易大学，2011．

[67] 王伟．重大疾病对贫困的作用机制及其应对策略研究［D］．南京：南京大学，2013．

[68] 乌日图．医疗保障制度国际比较研究及政策选择［D］．北京：中国社会科学院研究生院，2003．

[69] 蔡亮．黑龙江省新农合大病保险发展模式及对策研究［D］．哈尔滨：东北农业大学，2013．

[70] 谢祁宏．中国多层次医疗保障体系下的商业健康保险需求研究［D］．成都：西南财经大学，2011．

[71] 陈文辉．构建可持续城乡居民大病保险发展模式［N］．经济日报，2013-02-08（3）．

[72] 巴戈特．解析医疗卫生政策［M］．赵万里，等译．上海：格致出版社，上海人民出版社，2012．

[73] 马特．我国药品价格区间分布及相关价格政策研究［J］．价格理论与实践，2013（10）：39-41．

[74] 潘敏翔，吴久鸿，史宁，等．药品定价浅析［J］．中国药物经济学，2007（4）：70-73．

[75] 曹剑涛，俞晔，马进．药品的管制价格与研发投入的均衡：基于新药研发成功不确定性的博弈论模型［J］．卫生经济研究，2013（6）：34-37．

[76] 陈志军，高文远．药物经济学在我国"新医改"药政管理中的应用［J］．中国药房，2012，23（4）：292-294．

[77] 许光建．理顺医药价格 增加财政投入 逐步减轻居民就医费用负担：新医改政策解析［J］．价格理论与实践，2009（4）：7-8．

[78] 郭朗，孙利华．英国药品定价方法的调整趋势及对我国的启示［J］．中国药房，2012，23（40）：3772-3774．

[79] 石其宝，政府药品价格管制的机制与效果：日本医药定价的

经验研究 [J]. 价格理论与实践，2009 (4)：75 - 76.

[80] 黄向红. 药品价格管理的 "加减法"：从日本药品价格管理中得到的启示 [J]. 市场经济与价格管理，2011 (1)：20 - 22，25.

致　谢

　　博士论文答辩会上，日本的博士导师询问我以后几年持续的研究主题是什么？我毫不犹豫地回答是医疗保障领域。作为新起点，这是一个博大精深的世界性难题。在各类问题中，医疗保障制度的发展与改革是老百姓最为关注的话题之一，同时制度的更新与政策的变化决定了这又是一个与时间赛跑的政策选择。历时数年，主体资料的阅读、遴选，论题的构思与理论的整合的过程异常艰辛，几经周折与迂回，坚持日常工作之余，在中日学术界的几位前辈、领导和几位青年学子的持续助力下，不忘初衷，今夏我终于得以完成了初稿，实现部分的预定目标。

　　医疗改革正在进行时。时光的交错与对比中，中国医疗保障改革事业迎来了最好的时代。本书主体部分的完成主要来自博士后期间的报告，尚存诸多不足。这里特别感谢我的合作导师王朝才教授对报告写作的指导和帮助。在博士后期间，王教授耐心细致的指导，给予我学术研究上的成长。他的循循善诱、淡泊名利、潜心治学，给我留下了难忘的印象。王教授严谨的治学风格和高尚的人品，无论是治学还是做人，都给予了我极大的影响。也衷心感谢中国财政科学研究院的各级领导和老师们，创造了良好的学习和科研环境，给予了我细致耐心的帮助和指导。

　　同时，诚挚感谢苏州大学社会学院的各级领导对我个人工作上给予的关怀和鼓励，学海无涯，点滴鼓励受益匪浅，使我在完成日常教学科研工作之余，能够坚持完成课题研究。感谢我的父母的鞭策与支持，感谢我的家人与孩子，正是由于他们默默无闻的理解、支持、鼓励和关

心，才使我能持续投入课题研究中来。秉持初心，立足于本职工作。这
同样也是对我个人近年的研究历程做一个阶段性总结。

刘绮莉

二〇二〇年九月苏州大学